Hefte zur Zeitschrift „Der Unfallchirurg"

Herausgegeben von:
L. Schweiberer und H. Tscherne

276

D1662612

Studie gefördert durch das Bundesministerium der Verteidigung, Forschungsvorhaben InSan I 0294-V-1297

Die Studie ist ein interdisziplinäres Projekt der Abteilung für Unfallchirurgie (Prof. Dr. L. Kinzl), der Abteilung für Klinische Chemie (Prof. Dr. Dr. A. Grünert), der Sektion Chirurgische Forschung (Prof. Dr. U. B. Brückner) der Universität Ulm und der Abteilung für Anästhesie und Chirurgie des Bundeswehrkrankenhaus Ulm.

Dank gebührt allen Beteiligten, insbesondere Dr. M. Helm, Dr. G. Steinbach, OTA PD Dr. Lampl, OTA Prof. Dr. H. Gerngroß, Fr. L. Hubert, Fr. S. Janzik und Hr. M. Marzinzik, ohne deren Engagement die Studie nicht durchführbar gewesen wäre.

Springer

Berlin
Heidelberg
New York
Barcelona
Hongkong
London
Mailand
Paris
Singapur
Tokio

F. Gebhard · W. Strecker · U. B. Brückner · L. Kinzl

Untersuchungen zur systemischen posttraumatischen Inflammation in der Frühphase nach Trauma

Mit 25 Abbildungen in 63 Einzeldarstellungen und 14 Tabellen

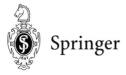

Springer

Reihenherausgeber
Professor Dr. Leonhard Schweiberer
Direktor der Chirurgischen Universitätsklinik München Innenstadt
Nußbaumstraße 20, D-80336 München

Professor Dr. Harald Tscherne
Medizinische Hochschule, Unfallchirurgische Klinik
Carl-Neuberg-Straße 1, D-30625 Hannover

Priv.-Doz. Dr. F. Gebhard
Universitätsklinikum Ulm, Abt. für Unfallchirurgie
Steinhövelstr. 9, D-89075 Ulm

ISSN 0945-1382
ISBN 3-540-66623-0 Springer-Verlag Berlin Heidelberg New York

Die Deutsche Bibliothek – CIP-Einheitsaufnahme
[**Der Unfallchirurg / Hefte**] Hefte zur Zeitschrift „Der Unfallchirurg". – Berlin ; Heidelberg ; New York ; Barcelona ; Hongkong ; London ; Mailand ; Paris ; Singapur ; Tokio ; Springer.
Früher Schriftenreihe Reihe Hefte zu: Der Unfallchirurg. – Bis 226 (1992) u.d.T.: Hefte zur Unfallheilkunde ISSN 0945-1382
Untersuchungen zur systemischen posttraumatischen Inflammation in der Frühphase nach Trauma / von F. Gebhard. Berlin ; Heidelberg ; New York ; Barcelona ; Hongkong ; London ; Mailand ; Paris ; Singapur ; Tokio : Springer, 2000
(Hefte zur Zeitschrift „Der Unfallchirurg" ; 276)
ISBN 3-540-66623-0

Umschlaggestaltung: Design & Production GmbH, 69121 Heidelberg
Satz: FotoSatz Pfeifer GmbH, 82166 Gräfelfing
SPIN: 10747515   24/3135 – 5 4 3 2 1 0 – Gedruckt auf säurefreiem Papier

Inhaltsverzeichnis

1
Stand der Forschung

Mehrere Studien an traumatisierten Patienten beschreiben inflammatorische Reaktionen in der frühen klinischen Phase [18; 45; 86; 88; 93; 105].

Insgesamt ist die „Antwort" des Körpers sehr komplex. Dies drückt sich darin aus, daß für manche Zytokine ein unterschiedlicher Verlauf zu erkennen ist [18; 45], wenn als Zielgröße entweder das Auftreten eines Multiorganversagens (MOV) oder die Letalität betrachtet wird. Daraus folgt, daß bislang kein „biochemischer" Marker einen frühzeitigen prädiktiven Wert besitzt, um verläßlich ein fatales Schicksal (MOV, Tod) der Betroffenen vorherzusagen. Darauf beruhen wohl auch die Schwierigkeiten bis hin zu absoluten Mißerfolgen von Therapieversuchen mit „spezifischen" Mediatorantagonisten [4; 5; 21; 26].

Die hohe Frühletalität in der Klinik von ca. 50% der Patienten innerhalb von 48 h nach dem Unfall resultiert zumeist aus der direkten, vital gefährdenden Gewalteinwirkung mit nachfolgendem traumatisch-hämorrhagischen Schock, insbesondere jedoch durch schwere Hirnschädigungen [86]. Die unfallbedingte Spätletalität (nach mehr als 3 Tagen) beträgt etwa 13% und ist meist Folge von Komplikationen wie Organversagen oder Sepsis [60; 89; 90]. Es ist von eminenter Wichtigkeit, einen fatalen Verlauf frühzeitig zu erkennen [91] oder zumindest Komplikationen vor ihrer Irreversibilität beherrschen zu können [61]. Darüber hinaus verursacht jedes Polytrauma einen finanziellen (Therapie-) Aufwand [47; 70], der durch (frustrane) Behandlungsversuche inkurabler Veränderungen weiter entscheidend ansteigt.

Ziel dieser prospektiven Untersuchung ist die Erfassung pathobiochemischer Veränderungen in der unmittelbaren Frühphase nach Mehrfachverletzung, also bereits an der Unfallstelle, unter der Vorstellung, daß in diesem Zeitraum die Weichenstellung für den Traumapatienten erfolgen muß.

Für diesen sehr frühen Zeitraum liegen derzeit nur wenige klinische Daten vor [105], obgleich schon sehr früh in der Traumaforschung festgestellt wurde, daß hier die entscheidende Weichenstellung erfolgt [109–115].

Aktuelle Situation

⊗ Experiment   ⊗ Klinik

• Kontrollierter Blutverlust im   • Unbekannter Blutverlust
  Tierversuch auf festgelegte   • Patient ± Blutdruck
  Parameter   • Blutdruckorientierte Infusionen   **Abb. 1.** Unterschied der Situation
• Infusion standardisierter   bzw. Volumengabe   im Labor und in der klinischen
  Volumenmengen   • Ringer-lösung   Praxis in Hinblick auf den defi-
• Ringer-lösung   • Kolloidale Lösungen   nierten bzw. unbekannten hämor-
• Andere Lösungen   rhagischen Schock

Bei den bislang publizierten Studien liegt der Unfall in der Regel bei der ersten Blutabnahme mehrere Stunden zurück [62; 63; 122; 123]. Im Gegensatz hierzu gibt es weitaus mehr tierexperimentelle Daten aus der Frühphase nach experimentell induziertem Trauma [1; 67; 78; 84; 118; 120; 124; 125; 130].

Eine direkte Umsetzung dieser Ergebnisse auf die konkrete klinische Situation ist allerdings nur sehr eingeschränkt möglich, da beide Situationen nicht unbedingt vergleichbar sind (Abb. 1).

In diesen relevanten Unterschieden ist auch die mögliche Ursache für die langsame oder gar gescheiterte Umsetzung experimenteller Ergebnisse in den klinischen Alltag zu sehen [19; 26].

Aus dem zu erwartenden Erkenntnisgewinn in dieser Initialphase nach Trauma sind entscheidende therapeutische Ansätze in der Entwicklung neuer Strategien bezüglich der Prognose polytraumatisierter Patienten und damit quoad vitam zu erwarten.

Erstmals kann mit diesem Studienansatz auch die Ausgangslage eines Patienten mit erfaßt werden, die auch Einfluß auf den weiteren Verlauf haben kann [36].

Darüber hinaus kann die Analyse und Bewertung der untersuchten biochemischen Parameter eine Gewichtung der Bedeutung der einzelnen Parameter ermöglichen und damit letztendlich die Anzahl der u. U. für die Prognose wichtigen bzw. für die Therapie entscheidenden Parameter eingegrenzt werden. Denn gegenwärtig wird eine große und ständig wechselnde Anzahl von Mediatoren mit dem Prädikat der prognostischen Relevanz versehen [8; 18; 19; 22; 44; 51; 55; 121].

Die Auswahl der in dieser Studie berücksichtigten Parameter orientierte sich an den in der Literatur als wichtig erachteten Meßwerten nach Trauma [6; 23; 32; 37; 44; 46; 49; 86; 97; 105; 119; 129].

Im einzelnen ergeben sich folgende Fragestellungen:

1. Können unmittelbar nach dem Trauma relevante pathobiochemische Veränderungen nachgewiesen werden?

2. Stehen diese Veränderungen mit spezifischen Verletzungsmustern in Zusammenhang?

3. Können diese Veränderungen den Schweregrad der Gesamtverletzung widerspiegeln?

4. Kommt diesen pathobiochemischen Veränderungen bereits in der Frühphase eine prognostische Bedeutung zu?

5. Kann ein einzelner biochemischer Parameter oder die Kombination von Parametern eine prospektive Aussage hinsichtlich eines sekundären Auftretens von Organversagen ermöglichen?

6. Kann aus den Ergebnissen und Analysen eine Grundlage für neuartige therapeutische Ansätze für die Frühversorgung nach Trauma gewonnen werden?

2
Material und Methoden

2.1
Klinik

Vom 01.10.1994 bis zum 31.12.1997 konnten 100 Polytraumapatienten prospektiv bereits an der Unfallstelle erfaßt werden. Die Rekrutierung der Patienten geschah an der Unfallstelle durch einen an der Studie beteiligten Notarzt des SAR 75 Ulm. Auf diese Weise war die einheitliche Erfassung und standardisierte initiale Therapie aller Studienpatienten gewährleistet.

Die Versorgung erfolgte überwiegend am Chirurgischen Universitätsklinikum Ulm und im Bundeswehrkrankenhaus Ulm. Patienten, die in umliegende Krankenhäuser transportiert wurden, wurden anhand von Notarztprotokollen und Entlassungsbriefen erfaßt.

Einschlußkriterien für die Aufnahme in diese Studie waren:

1. Isolierte Extremitätenfrakturen
2. Extremitätenfraktur, kombiniert mit stumpfem Bauchtrauma
3. Extremitätenfraktur, kombiniert mit stumpfem Thoraxtrauma
4. „Kombination aus den Punkten 1–3"
5. Isoliertes Schädel-Hirn-Trauma mit morphologisch nachweisbaren Veränderungen im CCT

Als *Ausschlußkriterien* wurden festgelegt:

1. Traumapatienten, die am Unfallort kardiopulmonal reanimiert werden müssen oder die noch am Unfallort, auf dem Transport oder unmittelbar nach der Klinikaufnahme versterben.
2. Patienten, bei denen die zusätzlichen 30–60 s für die Blutentnahme am Unfallort ärztlich nicht zu verantworten sind
3. Darüber hinaus waren Ausschlußkriterien Patienten jünger als 18 Jahre sowie Patientinnen mit bestehender Gravidität.

Die klinische Dokumentation der Patienten erfolgte anonymisiert in einer zentralen Datenbank in Anlehnung an den 4teiligen Schwerverletzten-Erhebungsbogen der DGU (DGU © 8/96). Dokumentiert wurden neben den üblichen biometrischen Daten des Patienten Unfallzeitpunkt, Rettungszeit, Unfallmechanismus, Vitalparameter und GCS (Glasgow Coma Scale) an der

Tabelle 1. Übersicht der klinisch-chemischen Parameter

Parameter	Firma	Methoden	Material	Benötigte Menge	Sensitivität	Normalwerte	Aufbewahrung [°C]
Gesamt-protein (TP)	Dade/ Behring	Biuret-Reaktion	Serum oder Heparin-plasma	70 µl	> 20 g/l	61 – 82 g/l	– 80
TNFα	DPC	Festphasen-Sandwich-Chemi-lumineszenz-Immunoassay	Serum oder Heparin-plasma	100 µl	1,7 pg/ml	< 8,1 pg/ml	– 80
IL-1a	DPC	Festphasen-Sandwich- Chemi-lumineszenz -Immunoassay	Serum oder Heparin-plasma	75 µl	1,5 pg/ml	< 5 pg/Ml	– 80
IL-2R	DPC	Festphasen-Sandwich- Chemi-lumineszenz -Immunoassay	Serum oder Heparin-plasma	50 µl	50 U/ml	< 1000 U/ml	– 80
IL-8	DPC	Festphasen-Sandwich- Chemi-lumineszenz -Immunoassay	Serum oder EDTA-Plasma	50 µl	6,2 pg/ml	< 70 pg/ml	– 80
C-reaktives Protein (CRP)	Dade/ Behring	Particle enhanced turbidimetrie immunoassay	Serum oder Heparin-plasma	60 µl	> 4,0 mg/l	< 10 mg/l	– 80
PMN-Elastase	Merck	Homogener Immunoassay	EDTA- bzw. Zitrat-plasma	150 µl	> 4,0 µg/l	29 – 96 µg/l	– 80
Interleukin-6 (IL-6)	Biermann	Festphasen-Sandwich-Chemi-lumineszenz-Immunoassay	Serum oder Heparin-plasma	200 µl	> 2,0 pg/ml	< 11 pg/ml	– 80
sE-Selectin (ELAM)	R & D	Enzym immunoassay	Serum oder Heparin-plasma	25 µl	> 0,1 ng/ml	29,14 – 63,36 ng/ml	– 80
sICAM-1, sVCAM	R & D	Enzymimmunoassay	Serum oder Heparin-plasma	25 µl	> 0,35 ng/ml	114,7 – 306,4 ng/ml	– 80

Unfallstelle, Diagnosen präklinisch und Diagnosen klinisch, Therapie in der präklinischen und initialen klinischen Phase (Infusionen, Medikamente, therapeutische Maßnahmen).

Diese Parameter wurden während des klinischen Aufenthalts im Krankenhaus bei Aufnahme auf die Intensivstation und bei der Entlassung erneut überprüft und dokumentiert.

Der Traumaschweregrad bzw. das Traumamuster werden nach dem AIS (Abbreviated Injury Scale) klassifiziert, aus dem dann der Injury Severity Score (ISS) errechnet wird [34]. Erweiterte Scores wurden nicht berücksichtigt [11; 12]. Darüber hinaus kommt der Polytraumaschlüssel (PTS, Hannover)[71] zum Einsatz.

Der individuelle *Verletzungsschweregrad* wird in der vorliegenden Studie folgendermaßen definiert:

1. *Leichte Verletzung* (ISS < 9), d. h., kein AIS-Wert über 3 Punkte, maximal 2 AIS-Werte mit jeweils 2 Punkten.
2. *Mittlere Verletzung* (ISS 9 – 18); dies bedeutet maximal 2 AIS-Werte à 3 Punkte oder 1 AIS-Wert mit 4 Punkten.
3. *Schwere Verletzung* (ISS 19 – 32); d. h., mindestens 2 AIS-Werte mit 3 Punkten und zusätzlich 1 AIS-Wert mit 2 Punkten oder 1 AIS- Wert mit 4 Punkten und 1 weiterer mit 3 Punkten usw.
4. *Schwerste Verletzung:* Diese ist mit einem ISS ≥ 32 Punkten definiert. Hierbei müssen mindestens 2 AIS-Werte mit 4 vorliegen oder 1 AIS-Wert mit 4 sowie 2 weitere AIS-Werte mit 3 Punkten.

Diese Einteilung beruht auf der mathematischen Häufigkeit der quadrierten AIS-Werte, die zur Berechnung des ISS-Wertes erforderlich sind.

Als *Schwerpunktverletzung* wurde die Teilverletzung mit dem höchsten AIS-Wert definiert.

Um eine Schwerpunktverletzung zu definieren, muß bei einem Patienten der jeweilige AIS-Wert mindestens 3 oder größer sein.

Als Verletzungsschwerpunkt werden unterschieden: Kopf (*H*), Thorax (*TX*), Abdomen (*A*), Extremitäten (*E*).

Hat ein Patient keinen AIS-Wert über 3, wird er als leicht verletzt eingestuft.

Die *Monoverletzung* ist definiert mit einem einzigen AIS-Wert über 3, sonst ausschließlich Werte < 2.

Die *Mehrfachverletzung* umfaßt mehrere AIS-Werte über 3 Punkte, wobei unterschieden wird zwischen einer Mehrfachverletzung mit (*PTX*) und ohne Thoraxtrauma (*PT*).

Beginnend an der Unfallstelle (U), bei Übernahme des Patienten im Schockraum (A) sowie während der klinischen Behandlung (0,5 – 24 h) werden parallel Blutproben gemäß Arbeitsprotokoll entnommen. Die Proben für die Prostaglandinbestimmungen werden mit Indomethacin (0,4 ml 1 M Lsg. pro 4 ml Vollblut) versehen. Alle Proben werden sofort abzentrifugiert und auf Eis gelagert, hierfür wird im Hubschrauber eine Expeditionszentrifuge eingesetzt.

2.2
Labor

Folgende *biochemische Parameter* wurden bestimmt:

2.2.1
6-Keto-Prostaglandin F$_{1\alpha}$ (Fa. Amersham – Braunschweig)

- *Prinzip und Methode:* EIA (Enzymimmunoassay) kompetitiv (Kit) mit Peroxidase.
- *Material:* 100 µl EDTA-Plasma mit Zyklooxygenaseinhibitoren.
- *Sensitivität:* 10 pg/ml.
- *Normalwerte:* < 10 pg/ml.
- *Standards:* Standard mit Assay-Puffer zu 1280 pg/ml lösen, weiter verdünnen bis 10 pg/ml.
- *Probenvorbereitung:* EDTA-Blut mit 100 µl Indometacin zentrifugieren, das Plasma gewinnen *(Hämolyse unbedingt vermeiden!),* Extraktion mittels HPLC, Messen der Extinktion bei 450 bzw. 620 nm gegen Leerwert.
- *Auswertung:* Ermittlung der Probenkonzentration aus der Eichgeraden unter Berücksichtigung von Volumen und evtl. Verdünnungen.

2.2.2
Bizykloprostaglandin E$_2$ (Fa. IBL – Hamburg)

- *Prinzip und Methode:* EIA (Enzymimmunoassay) kompetitiv (Kit) mit Azetylcholinesterase.
- *Material:* 250 µl EDTA-Plasma mit Zyklooxygenaseinhibitoren.
- *Sensitivität:* 1,56 pg/ml.
- *Normalwerte:* < 1,5 pg/ml.
- *Standards:* Standard mit Aqua dest. und Karbonatpuffer lösen, mit Phosphatpuffer + EIA-Puffer zu 1000 pg/ml verdünnen, weiter mit Bizyklopuffer von 50 – 1,56 pg/ml verdünnen.
- *Probenvorbereitung:* EDTA-Blut mit 100 µl Indometacin zentrifugieren, das Plasma gewinnen *(Hämolyse unbedingt vermeiden!),* Extraktion mittels HPLC, Messen der Extinktion bei 405 und 620 nm gegen Leerwert.
- *Auswertung:* Ermittlung der Probenkonzentration aus der Eichgeraden unter Berücksichtigung von Volumen und evtl. Verdünnungen.

2.2.3
Prostaglandin $F_{2\alpha}$ (Fa. IBL – Hamburg)

- *Prinzip und Methode:* EIA (Enzymimmunoassay) kompetitiv (KIT) mit Azetylcholinesterase.
- *Material:* 100 µl EDTA-Plasma mit Zyklooxygenaseinhibitoren.
- *Sensitivität:* 3,9 pg/ml.
- *Normalwerte:* < 10 pg/ml.
- *Standards:* Standard mit Aqua dest. zu 5000 pg/ml lösen, weiter mit EIA-Puffer von 500 – 3,9 pg/ml verdünnen.
- *Probenvorbereitung:* EDTA-Blut mit 100 µl Indometacin zentrifugieren, das Plasma gewinnen *(Hämolyse unbedingt vermeiden!)*, Extraktion mittels HPLC, Messen der Extinktion bei 405 und 620 nm gegen Leerwert.
- *Auswertung:* Ermittlung der Probenkonzentration aus der Eichgeraden unter Berücksichtigung von Volumen und evtl. Verdünnungen.

2.2.4
Thromboxan B_2 (Fa. Amersham – Braunschweig)

- *Prinzip und Methode:* EIA (Enzymimmunoassay) kompetitiv (Kit) mit Peroxidase.
- *Material:* 100 µl EDTA-Plasma mit Zyklooxygenaseinhibitoren.
- *Sensitivität:* 10 pg/ml.
- *Normalwerte:* < 10 pg/ml.
- *Standards:* Standard mit Assay-Puffer zu 280 pg/ml lösen, weiter verdünnen bis 10 pg/ml.
- *Probenvorbereitung:* EDTA-Blut mit 100 µl Indometacin zentrifugieren, das Plasma gewinnen *(Hämolyse unbedingt vermeiden!)*, Extraktion mittels HPLC, Messen der Extinktion bei 450/ 620 nm gegen Leerwert.
- *Auswertung:* Ermittlung der Probenkonzentration aus der Eichgeraden unter Berücksichtigung von Volumen und evtl. Verdünnungen.

2.2.5
IL-12 (Fa. Amersham – Braunschweig)

- *Prinzip und Methode:* ELISA (KIT) mit Peroxidase.
- *Material:* 100 µl Serum.
- *Aufbewahrung:* –70 °C.
- *Sensitivität:* 9,8 pg/ml.
- *Normalwerte:* 50 – 400 pg/ml.
- *Standards:* Standard mit Aqua dest. zu 2500 pg/ml lösen, weiter mit Standardverdünnungspuffer von 1250 – 9,8 pg/ml verdünnen.

–   *Probenvorbereitung:* Serum gewinnen *(Hämolyse unbedingt vermeiden!),* Messen der Extinktion bei 450 und 620 nm gegen Leerwert.
–   *Auswertung:* Ermittlung der Probenkonzentration aus der Eichgeraden unter Berücksichtigung von Volumen und evtl. Verdünnungen.

2.2.6
Malonsäuredialdehyd (modifiziert nach Yagi: Biochem. Med. 15, 212, 1976)

–   *Prinzip und Methode:* Fluoreszenz nach Flüssig-flüssig-Extraktion, laboreigene Methode.
–   *Material:* Serum, 100 µl.
–   *Aufbewahrung:* –28°C.
–   *Sensitivität:* 0,5 µM.
–   *Normalwerte:* 4 ± 2 µM.
–   *Standards:* Ursubstanz verdünnen auf 1,6 mM, daraus Eichgerade von 16 – 0,5 µM (mit 0,01 N HCl).
–   *Auswertung:* Ermittlung der Konzentration aus der Eichgerade.

2.2.7
Konjugierte Diene (modifiziert nach Iversen: FEBS 1540, 320, 1984)

–   *Prinzip und Methode:* UV-Spektrophotometrie nach Solid-phase-Extraktion, laboreigene Methode.
–   *Material:* Serum, 1000 µl.
–   *Aufbewahrung:* –28°C.
–   *Sensitivität:* 5 µM.
–   *Normalwerte:* 42 ± 10 µM.
–   *Standards:* Linolsäure lösen in Fällungsreagenz zu 1 mM, mit Fällungsreagenz auf 100 µM verdünnen, weiter bis 5 µM.
–   *Auswertung:* Über Eichgerade unter Berücksichtigung von Volumen und evtl. Verdünnungen.

2.2.8
Bestimmung von Nitrit und Nitrat [56]

–   *Prinzip und Methode:* Grieß – Enzymatisch – Colorimetrischer Assay, laboreigene Methode.
–   *Material:* Serum 250 µl.
–   *Aufbewahrung:* –28°C.
–   *Sensitivität:* 0,3 µM.
–   *Normalwerte:* 35 ± 12 µM.

- *Standards:* Mit Kaliumnitrat bzw. Natriumnitrit Eichreihe von 80 – 0,63 µM in Wasser.
- *Probenvorbereitung:* Enteiweißung durch Ultrafiltration mit Centrisart.
- *Nitritbestimmung:* Direkt aus dem Ultrafiltrat.
- *Nitratbestimmung:* Nach Reduktion zu Nitrit (s. unten).
- *Reduktion:* Ultrafiltrat + je 5 Vol-%, FAD-Lösg (230 µM in Wasser), NADPH-Lösg. (6,5 mM in Wasser), Nitratreduktase (5 U/ml Wasser), Inkubation 60 min/30°C.
- *Farbreaktion:* Probe + jeweils halbes Volumen Sulfanilamid (14 mM in 1 N HCl), NED-Lösg. (4 mM in Wasser), Messung der Extinktion bei 550 und 690 nm gegen Leerwert.
- *Auswertung:* Aus Eichgerade unter Berücksichtigung von Volumen und evtl. Verdünnungen.

2.2.9
Gesamtprotein (TP)

- *Prinzip:* Kupferionen reagieren in basischer Lösung mit den Peptidbindungen der Proteine. Die Menge des so gebildeten blauen Kupfer(II)-Protein-Komplexes wird bichromatisch als Endpunktreaktion bei 540 und 750 nm gemessen (Biuret-Reaktion).
- *Material:* 15 µl Serum bzw. Heparinplasma (+50 µl Totvolumen).
- *Sensitivität:* > 20 g/l.
- *Normalwerte:* 61 – 82 g/l.
- *Störfaktoren:*
  - Hämoglobin mit 500 mg/dl erhöht die TP-Ergebnisse um 5,0 g/l bei einer Gesamtproteinkonzentration von 65 g/l;
  - Bilirubin mit 20 mg/dl erniedrigt die TP-Ergebnisse um 6,0 g/l bei einer Gesamtproteinkonzentration von 61 g/l.
- *Auswertung:* Ergebnis in g/l; Bezug zur Eichkuve.

2.2.10
C-reaktives Protein (CRP)

- *Prinzip:* Die CRP-Methode beruht auf einer „Particle Enhanced Turbidimetric Immunoassay (PETIA)"-Technik. Latexpartikel, die mit Antikörper gegen C-reaktives Protein beschichtet sind, vernetzen sich in Gegenwart von C-Reaktivem Protein aus der Probe. Der Anstieg der Trübung, hervorgerufen durch die Vernetzung, ist proportional zur Konzentration des C-Reaktiven Proteins und wird turbidimetrisch bei 2 Wellenlängen gemessen (340 und 700 nm). Die Konzentration wird über eine mathematische Funktion berechnet.

– *Material:* 3 µl Serum bzw. Heparinplasma (+50 µl Totvolumen).
– *Sensitivität:* > 4,0 mg/l.
– *Normalwerte:* < 10 mg/l.
– *Störfaktoren:* Lipämische Seren mit Triglyzeriden > 200 mg/dl sollten nicht eingesetzt werden.
– *Auswertung:* Ergebnis in mg/l; Eichung über den Kalibrator.

2.2.11
Elastase der neutrophilen Granulozyten (PMN)

– *Prinzip:* Homogener Immunoassay, Latexpartikel werden mit Antikörper-fragmenten F(ab)$_2$ gegen humane PMN-Elastase beschichtet. In Gegen-wart von PMN-Elastase-α1-Proteinase-Inhibitorkomplex in der Testprobe kommt es zur Agglutination der Latexpartikel und zu einer Zunahme der Trübung im Reaktionsgefäß. Die Änderungen der Trübung sind propor-tional zur Konzentration der PMN-Elastase in der Testprobe.
– *Material:* 150 µl EDTA- bzw. Zitratplasma.
– *Sensitivität:* > 4,0 µg/l.
– *Normalwerte:* 29 – 96 µg/l.
– *Reagenzien:*
  – „Ecoline-PMN-Elastase" (Fa. Merck): R1-Reaktionspuffer, R2-Latex-Reagenz;
  – „Ecoline PMN-Elastase-Puffer" (Fa. Merck).
– *Störfaktoren:*
  – Schütteln der Vollblutprobe oder verspätetes Zentrifugieren führt zu deutlichem Anstieg der PMN-Elastase Konzentration im Plasma;
  – Hämolytische Plasmen liefern falsch hohe Werte.

2.2.12
Interleukin-6 (IL-6)

– *Prinzip:* Der IL-6 Immulite Test ist ein Festphasen-Sandwich-Chemilumi-neszenz-Immunoassay. Als Festphase wird eine mit einem Anti-Liganden beschichtete Polystyrolkugel verwendet. Diese Kugel ist Bestandteil des Immulite-Teströhrchens. IL-6 aus der Patientenprobe, ein mit alkalischer Phosphatase-markierter monoklonaler IL-6-Antikörper (Ak) und ein Ligand-markierter monoklonaler IL-6-Ak, welche die unterschiedlichen Epitope erkennen, bilden während der 60minütigen Inkubation bei 37°C einen Sandwichkomplex aus, der über die Ligand-Anti-Ligand-Brücke an die Festphase gebunden wird.
Ungebundene Komponenten werden anschließend mittels einer speziel-len Zentrifugalwaschtechnik entfernt.

Zugefügtes Chemilumineszenzsubstrat (PPD) wird vom Ak-gebundenen Enzym während der folgenden 10minütigen Inkubation umgesetzt. Die dabei ausgelöste Lichtemission ist der IL-6-Konzentration in der Probe direkt proportional.

- *Material:* 100 µl Serum bzw. Heparinplasma (+100 µl Totvolumen).
- *Sensitivität:* > 2,0 pg/ml.
- *Normalwerte:* < 11,3 pg/ml.
- *Störfaktoren:* Stark lipämisches Serum.
- *Auswertung:* Ergebnis in pg/ml; Bezug zur Eichkurve.

2.2.13
sICAM-1

- *Prinzip:* Enzymimmunoassay. Diese Technik beinhaltet die gleichzeitige Reaktion von löslichem ICAM-1 (sICAM-1) in der Probe oder dem Standard mit 2 monoklonalen Ak welche gegen verschiedene Epitope im sICAM-1 Protein gerichtet sind. Ein Ak ist an die Wand der Mikrotiterplattenlöcher gebunden, der andere Ak mit dem Enzym Horseradish(-Meerrettich)-Peroxidase (HRP) konjugiert.
- *Material:* 25 µl Serum, EDTA- bzw. Heparinplasma.
- *Sensitivität:* > 0,35 ng/ml.
- *Normwerte:* 114,7 – 306,4 ng/ml.
- *Störfaktoren:* Lipämische und stark hämolytische Seren.
- *Auswertung:* Ergebnis in ng/ml; Bezug zur Eichkurve aus 6 Standards.

2.2.14
sE-Selectin (ELAM-1)

- *Prinzip:* Enzymimmunoassay. Diese Technik beinhaltet die gleichzeitige Reaktion von löslichem E-Selectin (sE-Selectin) in der Probe und dem Standard mit 2 monoklonalen Ak, welche gegen verschiedene Epitope im sE-Selectin Protein gerichtet sind. Ein Ak ist an die Wand der Mikrotiterplattenlöcher gebunden, der andere mit dem Enzym HRP konjugiert.
- *Material:* 25 µl Serum, EDTA- bzw. Heparinplasma.
- *Sensitivität:* > 0,1 ng/ml.
- *Normwerte:* 29,14 – 63,36 ng/ml.
- *Störfaktoren:* Lipämische und stark hämolytische Seren.
- *Auswertung:* Ergebnis in ng/ml; Bezug zur Eichkurve aus 6 Standards.

3
Statistik

Bei den vorliegenden Untersuchungen handelt es sich um ein zweifaktoriel-
les Design: Zeitpunkte und Gruppen. Um dieser Situation gerecht zu werden, wurde zunächst eine Normalverteilung angenommen und eine entsprechende Varianzanalyse durchgeführt. Da aber die Voraussetzungen einer
Normalverteilung nicht sicher erfüllt waren, wurden zu Kontrollzwecken
und für jede Gruppe separat die Zeitpunkte nach dem Friedman-Verfahren
nochmals getestet. Die jeweiligen Zeitpunkte wurden dann mit dem Wilco-
xon-Vorzeichen-Test für Wertepaare mit zweiseitiger Fragestellung einzeln
miteinander verglichen. Die Überschreitungswahrscheinlichkeit bei diesem
paarweisen Vergleich wurde nach Bonferroni-Holm korrigiert. Unterschiede zwischen den Gruppen zu bestimmten Zeitpunkten wurden nach
dem Mann-Whitney-Rangsummen-Test geprüft.

Bei allen Tests wurde das Signifikanzniveau auf $p = 0,05$ gesetzt. Da es sich
im wesentlichen um eine explorative Analyse handelt, wurde auf eine weiter-
gehende Korrektur für multiples Testen (ausgenommen die bereits
erwähnte Korrektur nach Bonferroni-Holm) verzichtet. Bei der Interpretation der Ergebnisse wurde dies explizit berücksichtigt.

Alle Ergebnisse wurden mit der Statistiksoftware GraphPad Instat®
(V2.05a) ausgewertet.

Die bildliche Darstellung erfolgt als Median mit 95%-Konfidenzintervall
(KI).

4
Ergebnisse

4.1
Klinik

Von den 100 im Berichtszeitraum erfaßten Patienten konnten 94 Patienten klinisch mit einem kompletten Datensatz ausgewertet werden. Von 5 Patienten liegen nur präklinische Daten vor; 1 Patient mußte aus der Datenanalyse herausgenommen werden, da sowohl das auslösende Unfallereignis als auch das letztendliche Versterben eine rein kardiale Ursache hatte.

Insgesamt wurden 67 männliche und 27 weibliche Patienten ausgewertet. Diese Patienten hatten anamnestisch keine relevanten Vorerkrankungen bzw. Voroperationen.

4.1.1
Demographische Daten

Das Durchschnittsalter der 94 Patienten lag bei 37 Jahren (18 – 65 Jahre) mit einem Median von 28,5 Jahren.

Es liegt erwartungsgemäß eine schiefe Verteilung vor mit einer Häufung der Anzahl ($n = 40$) in der Altersgruppe der 20- bis 29jährigen Patienten. Die restlichen Patienten verteilen sich relativ gleichmäßig in die Altersgruppen < 20 sowie 30 – 60 Jahre. Während in den übrigen Altersgruppen der Anteil Frauen zu Männern 1 : 2 beträgt, überwiegt in der Altersgruppe der 20- bis

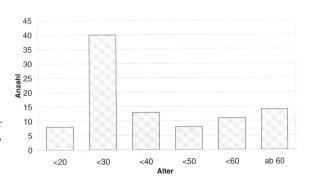

Abb. 2. Altersverteilung der ausgewerteten 94 Patienten, wie zu erwarten mit einem Maximum in der 3. Dekade

29jährigen Patienten klar der Anteil der männlichen mit $n = 28$ vs. $n = 12$ (Abb. 2).

4.1.2
Unfallursachen

Die häufigsten Unfälle waren PKW- sowie Zweiradunfälle. Während bei PKW-Unfällen männliche und weibliche Patienten gleich oft betroffen waren, überwogen bei Zweiradunfällen die Männer. Weitere, häufiger genannte Unfallursachen waren Sturz aus großer Höhe und Fußgängerunfälle, wobei letztere mit $n = 3$ deutlich in der Minderzahl waren.

4.1.3
Unfallzeitpunkte

Die geringste Unfallhäufigkeiten in dieser Studie waren zwischen 9.00 Uhr und 11.00 Uhr vormittags sowie abends zwischen 19.00 und 21.00 Uhr. 2/3 aller Unfälle ereigneten sich zwischen 13.00 und 19.00 Uhr, eine geringere Anzahl zwischen 7.00 und 9.00 Uhr (Abb. 3)

4.1.4
Präklinische Versorgung

4.1.4.1
Therapieintervalle

Minimal 3 bis maximal 60 min (in einem Einzelfall) betrug die Zeitspanne bis zum Eintreffen des Hubschraubers an der Unfallstelle. Der Durchschnittswert lag bei 21 min.

Die Rettungszeiten, definiert als Eintreffen beim Patienten bis Übergabe

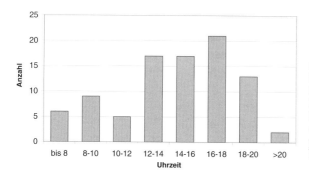

Abb. 3. Tageszeitliche Verteilung der Unfallereignisse. Es wurde ausschließlich der Hubschrauber als primäres Rettungsmittel eingesetzt, daher sind nur Unfallzeitpunkte von Sonnenaufgang bis -untergang erfaßt

im Schockraum, lagen zwischen 31 und 135 min bei einem Mittelwert von 25 min. Die mittlere Flugzeit lag bei 26 min.

4.1.4.2
Vorklinische Versorgung

Von den 94 auswertbaren Patienten wurden 66% bereits an der Unfallstelle intubiert. 3 Fälle wurden nachträglich bei der Übernahme im Krankenhaus intubiert. Eine präklinische Thoraxdrainage war 18mal durchgeführt worden.

In Abhängigkeit vom Traumaschweregrad wurden präklinisch bei leichtverletzten Patienten im Durchschnitt jeweils 700 ml Elektrolyt- sowie kolloidale Lösungen infundiert. Bei Schwer- und Schwerstverletzten steigerte sich diese Flüssigkeitsmenge auf im Mittel 1162 ml kristalline und 2435 ml Kolloidlösung bis zur Klinikaufnahme. Vergleicht man die präklinisch verabreichten Volumina beider Ersatzlösungen, so war mit zunehmendem Traumaschweregrad ein deutlicherer Anstieg der Kolloidmengen zu verzeichnen.

Die gesamten Infusionsmengen lagen innerhalb der ersten 24 Std. zwischen 1/2 l (ISS < 9) und > 48 l (ISS > 32). Mit steigendem Traumaschweregrad (ISS > 18) wurden deutlich höhere ($p = 0,0003$ vs. ISS $\leq$ 18) Volumina infundiert; gleichzeitig fielen die Proteinwerte im Mittel ($p = 0,011$) ab (Tabelle 2). Bei Aufschlüsselung nach den Verletzungsmustern war erkennbar, daß polytraumatisierte Patienten mit den höchsten Volumenmengen behandelt wurden, gefolgt von reinen Extremitätenverletzungen. Die 14 Fälle, die während der ersten 24 h verstarben, erhielten signifikant ($p = 0,003$) mehr Flüssigkeit als die Überlebenden, was ebenfalls mit einer Abnahme ($p = 0,027$) der Proteinwerte verbunden war (Tabelle 2).

Um die Aussagekraft der Proteinkonzentrationen im Plasma als Maß eines Verdünnungsfaktors zu evaluieren, wurden bei 20 repräsentativen

Tabelle 2. Infundierte Volumina und entsprechender Proteingehalt im Plasma 24 h nach Trauma. *ISS* Injury Severity Score; *Verst.* Patienten, die innerhalb des ersten Tags nach Klinikaufnahme verstarben; *MW* Mittelwert; Q_1 und Q_3 entsprechende Quartile

	Volumengabe [g/l]				Proteingehalt [g/l]			
	ISS $\leq$ 18 ($n = 30$)	ISS > 18 ($n = 39$)	Überlebt ($n = 55$)	Verst. ($n = 14$)	ISS $\leq$ 18 ($n = 30$)	ISS > 18 ($n = 39$)	Überlebt ($n = 55$)	Verst. ($n = 14$)
MW	7,5	13,2	9,5	15,8	53,9	46,7	50,7	42,4
Median	6,4	11,0[a]	8,8	14,2[a]	54,4	44,5[b]	50,8	41,4[c]
Q_1	4,4	8,5	5,6	8,6	44,9	39,0	40,9	35,6
Q_3	8,8	14,6	11,7	20,0	63,6	52,0	62,3	47,7

[a] $p = 0,003$; [b] $p = 0,027$; [c] $p = 0,011$

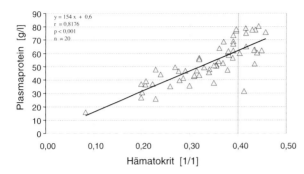

Abb. 4. Lineare Korrelation zwischen Hämatokrit und Proteingehalt im Plasma bei polytraumatisierten Patienten innerhalb der ersten 24 h

Patienten diese Proteinwerte mit den entsprechenden Hämatokritwerten über die ersten 24 Std. verglichen (Abb. 4). Trotz Gabe von Blut- und Plasmapräparaten war ein direkter linearer Zusammenhang zwischen der Proteinkonzentration und dem korrespondierenden Hämatokrit festzustellen ($r^2 = 0,6685$, $p < 0,001$).

4.1.5
Verletzungsschwere

4.1.5.1
Glasgow-Coma-Scale (GCS)

An der Unfallstelle hatten 30 Patienten einen GCS von 3 und ebenfalls 30 Patienten einen GCS von 15. Die übrigen 34 Patienten verteilen sich gleichmäßig auf GCS-Werte von 4–14.

Für die insgesamt 18 verstorbenen Patienten stellte sich heraus, daß hier ausschließlich GCS-Werte zwischen 3 und maximal 6 vorlagen. Genauer gesagt, hatten 11 Patienten einen GCS-Score von 3, die übrigen 7 Patienten waren gleichmäßig zwischen 4–6 Punkte aufgeteilt (Abb. 5)

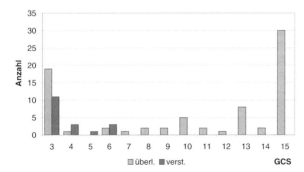

Abb. 5. GCS Werte an der Unfallstelle. Alle letalen Ausgänge, deren Todeszeitpunkte sämtlich in der ersten 72 h lagen, zeigen deutlich niedrigere initiale GCS-Werte

Tabelle 3. Übersicht der Verletzungsschwere nach ISS, PTS, GCS, ICU (Aufenthaltsdauer auf der Intensivstation in Tagen)

	ISS Median	PTS Median	GCS Median	ICU Median	Alter Median	Letalität (n)
ISS < 9	3	6	15	0	29	–
ISS 9 – 18	11	13	13	1	33	–
ISS 19 – 31	27	22,5	8	6,5	29	8
ISS ≥ 32	43	31,5	3	2,5	28	10

4.1.5.2
Traumaschweregrad

Anhand des Injury Severity Scores (ISS) und des Polytraumaschlüssels (PTS) wurde die Schwere der gesamten Verletzung bewertet. Auf dieser Grundlage konnten folgende 4 Gruppen mit steigendem Traumaschweregrad (Tabelle 3) gebildet werden:

11 Patienten mit einem ISS < 9 (Median 3) und einem PTS-Wert von 6 Punkten galten als *leicht verletzt*. Gleichzeitig betrug der mediane GCS-Wert 15 Punkte. Der Altersmedian war 29 Jahre. Von diesen Fällen verstarb kein Patient.

29 Patienten waren *mittelschwer verletzt* mit einem ISS zwischen 9 und 18 Punkten (Median 11). Sowohl PTS- als auch der GCS-Wert lagen jeweils bei 13 Punkten. Der Altersmedian betrug 33 Jahre. Im Mittel verbrachten diese Patienten 2,3 Tage auf der Intensivstation. Auch in dieser Gruppe verstarb kein Patient.

38 Patienten waren *schwer verletzt* mit einem ISS zwischen 19 und 32 (Median 27) und einem PTS von 22,5 Punkten. Der mittlere GCS-Score war 8,5 Punkte. Bei einer mittleren Intensivpflegedauer von 11,3 Tagen ergab sich eine Letalität von $n = 8$. Der Altersmedian betrug 29 Jahre.

16 Patienten waren *schwerstverletzt* mit einem ISS über 32 (Median 43), einem PTS von 31,5 und einem GCS-Wert von 4,4 Punkten. Die Intensivpflegedauer lag bei 7,8 Tagen. Die Letalität betrug $n = 10$. Im Median waren diese Patienten 28 Jahre alt.

4.1.6
Verletzungsschwerpunkte

Anhand der ermittelten AIS-Werte (Abbreviated Injury Scale) ergaben sich für die verschiedenen anatomischen Regionen folgende Verletzungsmuster und -bewertungen:

Für die Region *Schädel* wurde ein mittlerer AIS von 2,5 Punkten ermittelt, für den *Thorax* ergaben sich 3,1 Punkte, das *Abdomen* 3,5 Punkte, die *Wirbelsäule und Rückenmark* 2,7 Punkte und die *Extremitäten* 2,5 Punkte.

Entsprechend der eingangs definierten Verletzungsmuster ergab sich für das Schädeltrauma (*HI*) in 22 Fällen eine Monoverletzung dieser anatomischen Region. Als vorwiegendes Thoraxtrauma (*TX*) konnten 7 Patienten identifiziert werden. Für die Extremitäten (*E*) betrug diese Art Monotrauma 23 Fälle. Polytraumatisiert waren 12 Patienten ohne (*PT*) und 28 Fälle mit (*PTX*) Thoraxbeteiligung.

4.1.7
Organversagen

Ein sog. Multi- oder Mehrfachorganversagen wurde bei keinem der Patienten während des gesamten Beobachtungszeitraums von insgesamt 15 Tagen beobachtet. Vereinzelt und immer nur vorübergehend (tageweise) trat bei Patienten mit ISS > 32 ein Monoorganversagen auf.

4.1.8
Letalität

Wie bereits ausgeführt, verstarben insgesamt 18 schwer- bis schwerstverletzte Patienten (Tabelle 3).

– Der mediane ISS-Wert dieser Patienten lag bei 38,
– der mediane PTS-Wert bei 25 und
– der GCS-Wert am Unfallort immer bei 3 Punkten.

Das Durchschnittsalter betrug 39,5 Jahre. Die Patienten verstarben im Mittel nach 2,5 Tagen infolge des Unfallereignisses und nicht aufgrund von Sekundärphänomenen (Organversagen).

Die Hauptunfallursachen ($n = 14$) dieser verstorbenen Patienten waren Zweirad- und PKW-Unfälle. Lediglich in 4 Fällen lagen ein Sturz oder sonstige Unfallursachen vor.

Analysiert nach den Schwerpunkten der Verletzungen hatten die Verstorbenen überwiegend eine Polytraumatisierung einschließlich Thoraxverletzung (PTX, $n = 9$) erlitten. Bei 7 Fällen war ein Schädel-Hirn-Trauma die hauptverantwortliche Todesursache (HI).

4.2
Biochemische Werte

4.2.1
Protein (Abb. 4, 6–10)

Die Proteinbestimmung in den Plasmaproben diente u. a. zur exakten Darstellung eines durch die initialen Infusionsvolumina bedingten Verdünnungseffekts. Es besteht ein direkter Zusammenhang zwischen Gesamtinfusionsvolumen in den ersten 24 h und dem Plasmaproteingehalt (Abb. 6). Zunehmende Infusionsvolumina reduzieren den Plasmaproteingehalt.

Auf dieser Basis der jeweiligen individuellen Proteindaten werden alle klinisch-chemischen Laborparameter zusätzlich umgerechnet. Somit können die ungerechneten Meßwerte in den ersten 24 h als von Verdünnungseffekten bereinigter Ausdruck der Freisetzungsreaktion biochemischer Variabler gewertet werden und erlauben so auch Vergleiche zwischen den verschiedenen Patienten und innerhalb der einzelnen Gruppen trotz unterschiedlichster Volumenbilanzen.

Die Analyse der Plasmaproteinwerte (Abb. 7a) in Abhängigkeit vom Traumaschweregrad zeigt, daß in der Gruppe der gering verletzten Patienten (ISS < 9) keine wesentlichen Verdünnungseffekte im Sinne einer Abnahme der Proteinwerte innerhalb der ersten 24 h auftreten. Bei den anderen Gruppen wird mit zunehmendem Traumaschweregrad und bereits an der Unfallstelle beginnend fortlaufend eine deutliche Reduktion des Proteingehalts im Plasma gemessen.

Am ausgeprägtesten ist dieser Abfall in der Gruppe der Schwerstverletzten mit ISS-Werten über 32 Punkten. Bei diesen Patienten werden bereits an der Unfallstelle stark erniedrigte und über weitere 6 h anhaltend reduzierte

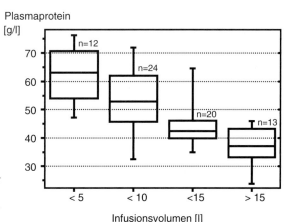

Abb. 6. Abhängigkeit des Plasmaproteingehalts vom infundierten Volumen innerhalb der ersten 24 h. Gewertet wurden sämtliche Flüssigkeitszufuhren für 24 h ab Unfallzeitpunkt

Protein [Median ± 95% - KI]

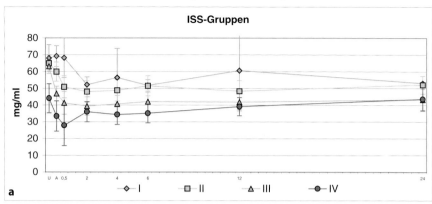

a

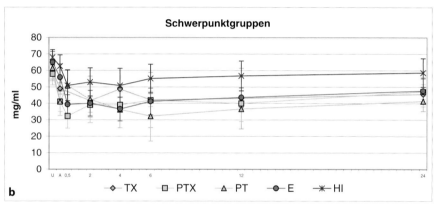

b

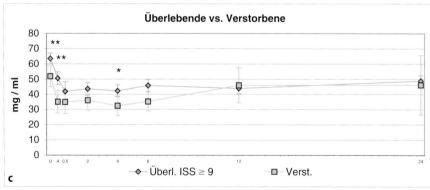

c

Abb. 7a – c. Plasmaproteinspiegel, **a** Analyse nach Traumaschweregrad (ISS), **b** Analyse nach Verletzungsmuster, *E* Extremitätenverletzung, *TX* Thoraxverletzung, *PTX* Mehrfachverletzung mit Thoraxverletzung, *PT* Mehrfachverletzung ohne Thoraxverletzung, *HI* Kopfverletzung, **c** Analyse nach Überleben und Versterben, $n = 18$, *$p < 0{,}05$, **$p < 0{,}01$, Einzelheiten s. Text

Proteinwerte gefunden. Innerhalb der nächsten 24 h gleichen sich die Konzentrationen des Gesamtproteins wieder annähernd aus.

Die Analyse der Proteinwerte nach dem Muster der hauptsächlich verletzten Regionen (Abb. 7b) ergibt einen deutlichen initialen Abfall dieser Werte bei polytraumatisierten Patienten, unabhängig von einer begleitenden Thoraxverletzung (PT bzw. PTX). Die geringste Abnahme des Gesamtproteins innerhalb der ersten 24 h offenbaren Patienten mit Kopfverletzungen (HI).

Werden jedoch die Patienten nach den Kriterien Überleben bzw. Versterben analysiert (Abb. 7c), so ist das Ergebnis, daß die Verstorbenen ab Unfallstelle in den ersten 12 h nach dem Trauma prinzipiell wesentlich geringere Plasmakonzentrationen der Proteinwerte aufweisen ($p < 0{,}01$: U und A, $p < 0{,}05$: 4 h). In der Summe aller überlebenden Patienten manifestiert sich hier allerdings auch ein deutlicher Abfall der Gesamtproteinwerte über 24 h.

4.2.2
PMN-Elastase (Abb. 8a–c)

Dieser Parameter ist bei allen Patienten bereits an der Unfallstelle nachweisbar, überraschenderweise aber am deutlichsten bei leichter Verletzten (ISS $\leq$ 18). Erst nach 6 h beginnt bei Patienten mit einem ISS > 19 eine nach Trauma deutlich erhöhte Freisetzungsreaktion. Eine klare Unterscheidung der einzelnen Traumaschweregrade ist in den ersten 24 h frühestens nach 12–24 h möglich (Abb. 8a).

Bei der Analyse nach Schwerpunktgruppen zeigt sich, daß Patienten mit Thoraxtrauma bereits an der Unfallstelle deutlich erhöhte Elastasewerte (TX: 458,0 pg/ml vs. PTX: 206,8 pg/ml bzw. PT: 246,8 pg/ml, jeweils Median) haben. Diese nehmen jedoch bis zur Aufnahme im Krankenhaus (A) auf Werte im Bereich der anderen Gruppen ab. Der weitere Verlauf ist im wesentlichen uneinheitlich, allerdings mit tendenziell erhöhten Werten bei Polytraumatisierten mit und ohne begleitender Thoraxverletzung (PTX-PT) (Abb. 8b). Kopfverletzungen (HI) zeigen die niedrigsten Werte.

Beim Vergleich von Überlebenden und Verstorbenen haben beide an der Unfallstelle erhöhte Spiegel, etwas betonter bei Überlebenden ($p < 0{,}05$: U). Bei den Versterbenden beginnt allerdings nach 2 h ein sekundärer Anstieg, der nach 12 h eine klare Unterscheidung der beiden Gruppen ermöglicht (Abb. 8c, $p < 0{,}05$ nach 12 h und 24 h).

Werden jedoch die im Plasma gemessenen Elastasewerte proteinbezogen analysiert (Abb. 9 a-c), d. h., unter Berücksichtigung eines möglichen bis wahrscheinlichen Verdünnungseffekts, so zeigt sich, daß Patienten, die nur leicht verletzt sind, zwar initial erhöhte, aber dann im wesentlichen deutlich niedrige Elastasewerte aufweisen. Mit steigendem Traumaschweregrad

Elastase [Median ± 95% - KI]

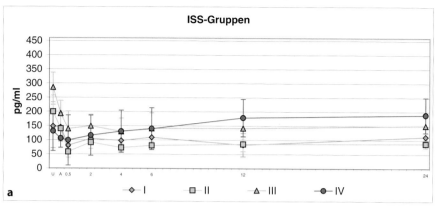

a

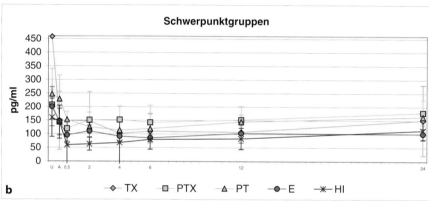

b

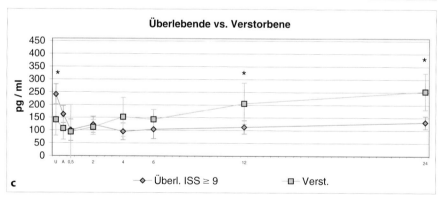

c

Abb. 8a–c. PMN-Elastase im Plasma, **a** Analyse nach Traumaschweregrad (ISS), **b** Analyse nach Verletzungsmuster, *E* Extremitätenverletzung, *TX* Thoraxverletzung, *PTX* Mehrfachverletzung mit Thoraxverletzung, *PT* Mehrfachverletzung ohne Thoraxverletzung, *HI* Kopfverletzung), **c** Analyse nach Überleben und Versterben, $n = 18$, $*p < 0.05$, Einzelheiten s. Text

(ISS > 19) werden zunehmend höhere Konzentrationen festgestellt mit Höchstwerten bei Patienten mit einem ISS > 32 Punkten. Dieser Verlauf ist für die ersten 24 h einheitlich und weist nach 12 h eine klare Unterscheidung zwischen Schwerstverletzten und Leichtverletzten (Abb. 9a, $p < 0,01$: II vs. III bzw. 0,001 II vs. IV bei 12 h).

Bei der proteinbezogenen Analyse nach den Schwerpunkten der Verletzung wird deutlich, daß Polytraumatisierte mit Thoraxverletzung (PTX) stets erhöhte Werte haben, während diejenigen ohne Thoraxverletzung (PT), aber auch das isolierte Thoraxtrauma (TX) initial zwar deutlich höhere, im weiteren Verlauf aber mittlere Spiegel aufweisen. Am wenigsten betroffen erscheinen, zumindest an den Plasmawerten der Elastase gemessen, Patienten mit Schädelverletzung (Abb. 9b).

Patienten, die im Verlauf des Beobachtungszeitraums versterben, offenbaren nach Bereinigung des Verdünnungseffekts 4 h nach dem Unfall tendenziell leicht erhöhte proteinbezogene Elastasewerte ($p < 0,05$ nach 12 h und 24 h). Gleichzeitig verändern die Plasmaspiegel bei den Überlebenden sich nicht, welche nur initial und proteinbezogen erhöhte Spiegel hatten (Abb. 9c).

4.2.3
C-reaktives Protein (CRP) (Tabelle 4)

Erwartungsgemäß ist in den ersten 6 h keinerlei nachweisbare Freisetzung des C-reaktiven Proteins nachzuweisen, da dies die Phase der hepatischen Induktion ist. Anschließend kommt es zu einem Anstieg der CRP-Werte. Nach 24 h ist sogar eine nach Traumaschweregrad deutlich unterscheidbare Aufteilung zu beobachten (ISS 9 – 18: 76,2 mg/l vs. ISS > 32: 102,5 mg/l). Zum einen finden sich niedrigste Werte bei den Leichtverletzten und unverkennbar mit zunehmendem Traumaschweregrad höher werdende Spiegel bzw. höchste Freisetzungsreaktion bei ISS-Werten über 32. Dieser Verlauf hält für die nächsten 10 Tage an (Daten nicht gezeigt). Mittel- und Schwerverletzte zeigen dann eine rückläufige Tendenz, wohingegen Schwerstverletzte während des Beobachtungszeitraums im wesentlichen eine weiter anhaltende Produktion aufweisen.

Bei der Analyse nach Schwerpunktgruppen ergeben sich in den ersten 6 h ebenfalls keine nachweisbaren Spiegel. Kopfverletzte verbleiben auch später (nach 6 h) im unteren Bereich, wohingegen die übrigen Verletzungsmuster eine signifikante Zunahme der Freisetzung zeigen mit dem Schwerpunkt nach Polytrauma (PT, PTX), aber auch bei vorwiegender Thoraxverletzung (TX).

Elastase proteinbezogen [Median ± 95% - KI]

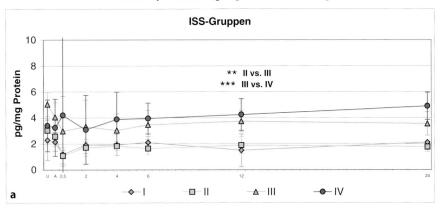

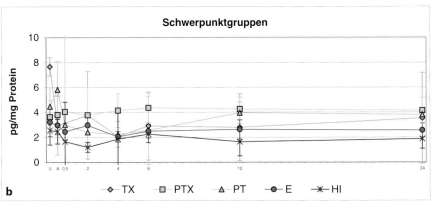

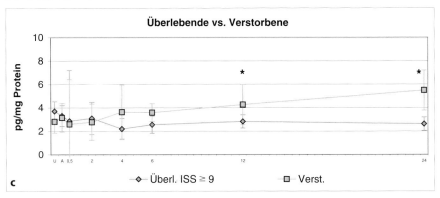

Abb. 9a–c. PMN-Elastase proteinbezogen, **a** Analyse nach Traumaschweregrad (ISS), ******$p < 0{,}01$ II vs. III, *******$p < 0{,}001$ II vs. IV, **b** Analyse nach Verletzungsmuster, *E* Extremitätenverletzung, *TX* Thoraxverletzung, *PTX* Mehrfachverletzung mit Thoraxverletzung, *PT* Mehrfachverletzung ohne Thoraxverletzung, *HI* Kopfverletzung, **c** Analyse nach Überleben und Versterben, $n = 18$, *****$p < 0{,}05$, Einzelheiten s. Text

Tabelle 4. CRP-Werte (1) und mit Proteinbezug (2)

Bezugswerte		U	A	0,5 h	2 h	4 h	6 h	12 h	24 h
(1) CRP-Werte									
ISS-Gruppen									
< 9	Median	4,00	4,00	4,60	4,00	4,00	3,85	*16,60*	*64,60*
	KI	12,00	12,87	9,48	–	15,29	0,29	21,17	–
9 – 18	Median	4,00	4,00	4,00	4,00	4,00	4,00	*27,30*	*76,20*
	KI	0,35	0,29	0,59	0,43	0,62	5,06	7,55	22,56
19 – 30	Median	4,00	4,00	4,00	4,00	4,00	4,40	*32,65*	*80,30*
	KI	0,78	0,41	0,46	2,84	0,17	1,32	10,35	19,83
≥ 32	Median	4,00	4,00	4,00	4,00	4,00	4,00	*32,10*	*102,50*
	KI	0,29	0,51	0,21	1,80	0,18	1,19	20,10	20,71
Schwerpunktgruppen									
TX	Median	4,00	4,00	n.d.	4,00	4,00	4,20	*33,40*	*127,05*
	KI	5,00	–		–	–	1,96	16,66	60,66
PTX	Median	4,00	4,00	4,00	4,00	4,00	4,70	*34,60*	*101,40*
	KI	0,21	0,36	0,24	0,97	0,18	1,42	12,31	14,78
PT	Median	4,00	4,00	4,00	4,00	4,00	4,00	*25,50*	*102,00*
	KI	0,61	0,41	–	0,46	–	0,26	35,24	87,65
E	Median	4,00	4,00	4,00	4,00	4,00	4,00	*34,40*	*74,60*
	KI	–	–	0,68	5,71	0,17	7,99	7,50	27,45
HI	Median	4,00	4,00	4,00	4,00	4,00	4,00	*15,75*	*63,80*
	KI	1,11	0,75	0,79	0,52	0,93	1,16	9,74	25,02
Überlebende/Verstorbene									
Überl.	Median	4,00	4,00	4,00	4,00	4,00	4,00	*31,45*	*92,20*
ISS ≥ 9	KI	0,44	0,22	0,27	1,47	0,27	2,46	6,29	14,13
Verst.	Median	4,00	4,00	4,00	4,00	4,00	4,00	*22,10*	*86,70*
	KI	0,88	0,73	0,95	2,18	–	0,29	28,30	33,82
(2) CRP proteinbezogen									
ISS-Gruppen									
> 9	Median	0,059	0,057	0,073	0,077	0,084	0,074	0,321	*1,217*
	KI	0,270	0,290	0,136	0,006	0,180	0,001	0,473	–
9 – 18	Median	0,063	0,073	0,076	0,086	0,098	0,092	0,634	*1,753*
	KI	0,008	0,013	0,015	0,017	0,015	0,069	0,241	0,541
19 – 30	Median	0,067	0,088	0,097	0,102	0,097	0,118	0,753	*1,881*
	KI	0,023	0,008	0,025	0,087	0,011	0,039	0,211	0,503
≥ 32	Median	0,098	0,125	0,153	0,112	0,115	0,115	0,801	*2,598*
	KI	0,016	0,069	0,149	0,055	0,030	0,048	0,379	0,695
Schwerpunktgruppen									
TX	Median	0,074	0,082	n.d.	0,098	0,082	0,099	0,770	*2,906*
	KI	0,078	0,005		0,023	–	0,007	0,057	1,988
PTX	Median	0,072	0,109	0,121	0,102	0,095	0,114	0,847	*2,113*
	KI	0,027	0,029	0,069	0,034	0,019	0,045	0,243	0,450

Tabelle 4. (Fortsetzung)

Bezugswerte		U	A	0,5 h	2 h	4 h	6 h	12 h	24 h
PT	Median	0,076	0,098	0,079	0,094	0,110	0,124	0,697	*2,470*
	KI	0,020	0,089	–	0,025	0,026	0,038	0,711	1,988
E	Median	0,062	0,072	0,102	0,092	0,106	0,101	0,777	*1,751*
	KI	0,010	0,019	0,013	0,172	0,015	0,106	0,297	0,710
HI	Median	0,066	0,075	0,078	0,085	0,094	0,070	0,289	*1,298*
	KI	0,016	0,014	0,042	0,020	0,022	0,028	0,140	0,525
Überlebende/Verstorbene									
Überl.	Median	0,064	0,085	0,095	0,094	0,095	0,105	0,746	1,886
ISS ≥ 9	KI	0,014	0,015	0,044	0,046	0,011	0,038	0,159	0,366
Verst.	Median	0,096	0,117	0,115	0,112	0,123	0,100	0,534	1,797
	KI	0,016	0,058	0,048	0,064	0,027	0,020	0,467	0,730

Bei Überlebenden und Versterbenden wird in den ersten 24 h ein Anstieg des CRP beobachtet. Die zunehmende Produktion dieses Akutphaseproteins ist in beiden Gruppen vergleichbar.

Die auf den jeweils aktuellen Proteingehalt der Blutprobe bezogenen CRP-Daten zeigen keine wesentlichen Unterschiede. Nach Bereinigung des Verdünnungseffekts gibt es ebenfalls eine vom Traumaschweregrad abhängige Freisetzungsreaktion. Nach den Schwerpunkten der Verletzungen betrachtet, zeigen Polytraumatisierte mit einer Thoraxverletzung (PTX) sowie Thoraxverletzte (TX) unverändert deutlich erhöhte Werte, mit anderen Worten eine wesentliche Beeinflussung durch den Verdünnungseffekt findet sich nicht.

Auch bei einem Vergleich zwischen überlebenden und später verstorbenen Patienten ergeben die so berechneten Reaktionen ähnliche Resultate wie die nichtproteinbezogenen Daten.

4.2.4
Kreatininkinase (CK) (Tabelle 5)

Bereits beginnend ab der Unfallstelle wird eine zunehmende Freisetzung dieses Parameters festgestellt. Diese Reaktion erscheint primär (U) andeutungsweise vom Schweregrad der Verletzung abhängig. Leichtverletzte zeigen also zunächst die geringsten Spiegel und den zunächst moderatesten Anstieg mit einem Höchstwert nach 12 h, wohingegen die Plasmakonzentration der CK bei den Schwerstverletzten bereits initial deutlich erhöht ist und am stärksten zunimmt. Die übrigen Gruppen verteilen sich zwischen diesen Freisetzungsmustern. Bei Analyse der Ergebnisse nach den Verletzungsschwerpunkten werden während der ersten 24 h bei vorwiegenden Thorax-

Tabelle 5. CK-Plasmaspiegel (1), proteinbezogene Daten (2)

Bezugswerte		U	A	0,5 h	2 h	4 h	6 h	12 h	24 h
(1) CK-Plasmaspiegel									
ISS-Gruppen									
< 9	Median	48,00	62,00	69,00	221,00	237,00	345,00	397,00	n.d.
	KI	20,11	39,87	85,97	98,52	181,59	282,23	695,79	
9 – 18	Median	76,00	98,50	155,00	95,00	184,00	229,00	266,00	245,00
	KI	15,07	22,32	81,14	67,55	152,64	174,73	303,81	384,35
19 – 32	Median	103,00	148,50	161,00	320,50	*403,50*	*563,00*	*581,00*	*538,00*
	KI	41,17	53,71	62,57	85,91	106,22	170,30	198,29	377,33
≥ 32	Median	111,00	152,00	110,00	362,00	*534,00*	*401,00*	*709,00*	*754,50*
	KI	28,41	44,60	83,69	148,31	257,96	278,21	522,91	861,03
Schwerpunktgruppen									
TX	Median	122,00	175,00	n.d.	315,00	64,00	*547,50*	*470,50*	n.d.
	KI	60,49	121,81		474,31	–	931,96	757,52	
PTX	Median	111,50	203,00	163,50	421,50	*497,00*	*580,00*	*695,00*	*679,00*
	KI	50,66	64,06	70,91	96,11	146,86	190,77	312,07	497,68
PT	Median	113,00	162,00	113,00	114,00	119,00	136,00	136,00	223,00
	KI	32,14	58,35	–	328,09	401,00	426,47	355,51	270,03
E	Median	101,00	111,00	201,50	342,50	*463,00*	*652,50*	*835,00*	*760,00*
	KI	28,29	30,54	88,86	84,33	145,74	181,27	338,85	506,12
HI	Median	83,00	92,00	109,00	87,00	88,00	98,00	171,50	158,00
	KI	16,55	19,62	39,46	39,53	104,97	65,21	85,23	301,85
Überlebende bzw. Verstorbene									
Überl.	Median	96,50	114,00	161,00	251,00	391,00	429,00	512,00	460,50
ISS ≥ 9	KI	26,50	35,18	50,07	61,94	94,73	116,95	191,58	298,53
Verst.	Median	102,50	137,00	118,00	258,00	497,00	475,00	489,00	524,00
	KI	21,21	38,29	71,44	158,51	287,22	362,87	563,42	258,18
(2) CK proteinbezogen									
ISS-Gruppen									
< 9	Median	0,70	1,13	1,01	4,47	4,20	6,77	8,01	21,02
	KI	0,30	0,53	1,71	1,41	3,80	5,90	14,57	–
9 – 18	Median	1,35	1,92	2,34	2,04	3,70	4,23	5,85	4,91
	KI	0,24	0,57	1,41	2,24	4,63	4,65	7,40	8,08
19 – 32	Median	1,80	3,56	3,73	10,43	9,84	*11,66*	*12,92*	*11,26*
	KI	0,74	1,27	2,91	3,45	2,63	4,07	4,76	10,36
≥ 32	Median	2,62	5,29	7,25	8,62	12,76	*10,33*	*17,33*	*16,34*
	KI	1,06	3,76	7,05	7,81	11,08	7,13	11,21	22,90
Schwerpunktgruppen									
TX	Median	2,04	3,39	n.d.	8,41	1,31	*15,98*	*13,55*	*35,34*
	KI	1,31	2,54		13,42	–	28,53	23,42	66,09
PTX	Median	2,13	4,76	7,15	*10,58*	*11,86*	*11,66*	*17,87*	*13,78*
	KI	1,03	1,92	4,03	5,01	6,07	4,43	6,87	13,70

Tabelle 5. (Fortsetzung)

Bezugswerte		U	A	0,5 h	2 h	4 h	6 h	12 h	24 h
PT	Median	2,39	4,63	2,22	2,69	3,29	5,13	3,75	5,40
	KI	0,68	4,73	–	5,94	7,33	7,15	6,89	6,14
E	Median	1,57	2,63	5,31	*10,31*	*13,56*	*15,62*	*19,25*	*15,70*
	KI	0,43	0,80	1,58	2,85	4,77	5,39	8,07	11,31
HI	Median	1,36	1,37	2,20	2,27	2,45	2,42	2,99	3,55
	KI	0,24	0,55	1,06	1,42	2,49	2,00	1,94	4,94
Überlebende bzw. Verstorbene									
Überl.	Median	1,50	2,36	3,59	4,70	8,02	8,33	10,99	9,89
ISS ≥ 9	KI	0,52	0,97	2,66	2,41	2,81	2,99	4,66	7,52
Verst.	Median	1,98	4,58	3,86	4,87	*11,86*	*13,97*	*10,63*	*13,16*
	KI	0,71	3,44	2,13	8,65	14,25	8,99	10,01	5,98

verletzungen (TX) sowie Polytraumen mit Thoraxbeteiligung (PTX), aber auch bei Extremitätenverletzungen (E) die deutlichsten Anstiege der Variablen CK beobachtet. Am geringsten ausgeprägt ist diese Zunahme bei Kopfverletzungen und Polytraumatisierten ohne thorakale Beteiligung (PT).

Überlebende und Versterbende unterscheiden sich im Hinblick auf die Freisetzungsdynamik nicht wesentlich.

Die proteinbezogene Analyse der CK-Plasmaspiegel (2) weist eine gleichsinnige Dynamik auf, d. h., auch hier haben Schwerstverletzte mit einem ISS von 32 Punkten und mehr den initial (U) höchsten Wert und den betontesten Anstieg, gefolgt von Patienten, die schwer und mittelstark verletzt sind.

Die Berechnung der Werte anhand der Proteinkonzentrationen ergibt bei Aufteilung der Patienten nach dem Muster der erlittenen Schwerpunktverletzung keine großen Verschiebungen gegenüber der üblichen Berechnungsgrundlage pro ml Plasma. Auffallend ist allerdings, daß nun Traumatisierte mit isolierter Thoraxverletzung (TX) oder als Mehrfachverletzung mit Thoraxbeteiligung (PTX), in den ersten 24 h die betontesten Anstiege aufweisen. Ähnliches gilt für die Analyse überlebender vs. verstorbener Patienten. Erstere weisen nun einen geringgradig verminderten Anstieg der CK auf.

4.2.5
Tumornekrosefaktor α (TNFα) (Tabelle 6)

Die Analyse der Freisetzung von TNFα belegt zwar initial (U) eine Dynamik im Sinne einer vermehrten Freisetzung, dann allerdings sind mit Ausnahme bei Patienten und ISS ≥ 32 die Plasmaspiegel während des gesamten Beobachtungszeitraums niedrig und gehen selten über den bekannten Normbereich hinaus.

Immerhin sind an der Unfallstelle tendenziell und bei Aufnahme im Krankenhaus geringgradig höhere TNFα-Werte insbesondere bei Schwerstverletzten nachweisbar. Ein gruppenspezifischer Unterschied bzw. ein pathologischer Anstieg ist jedoch zu keinem Zeitpunkt eindeutig belegbar.

Gleiches gilt im Prinzip bei der Analyse von Überlebenden vs. Verstorbenen. Auch hier läßt sich kein wesentlicher Unterschied erkennen, wenn man davon absieht, daß letztere eher niedrigere bzw. kaum nachweisbare Spiegel aufweisen.

Da auch die Berücksichtigung des Verdünnungseffekts anhand der proteinbezogenen Daten diese Beobachtungen nicht änderte, wurde nach einer Zwischenanalyse beschlossen, der TNFα-Freisetzung keine Bedeutung für das Trauma zuzumessen. Daher wurde die Bestimmung dieses Parameters nach dem 35. Fall beendet.

Tabelle 6. TNFα-Plasmaspiegel (1) und proteinbezogene Werte (2)

Bezugswerte		U	A	0,5 h	2 h	4 h	6 h	12 h	24 h
(1) TNFα-Plasmaspiegel									
ISS-Gruppen (*n* = 35)									
< 9	Median	n.d.	–	9,85	0,00	7,93	n.d.	8,70	n.d.
	KI		–	–	–	–		–	
9–18	Median	8,36	6,04	3,03	2,81	1,47	3,32	0,35	1,88
	KI	8,23	5,74	0,47	1,39	2,39	1,71	2,65	2,60
19–32	Median	8,30	7,04	2,12	1,97	1,28	1,11	0,59	1,28
	KI	1,84	11,91	2,05	1,80	1,65	1,44	1,74	5,22
≥ 32	Median	7,04	6,42	7,04	3,87	2,04	2,18	4,83	9,09
	KI	–	0,74	–	2,06	1,99	2,32	4,23	5,22
Schwerpunktgruppen									
TX	Median	12,56	6,04	n.d.	4,68	0,00	3,32	0,00	0,26
	KI	–	–		–	–	–	–	–
PTX	Median	7,04	6,54	4,73	2,46	1,28	1,11	2,43	2,53
	KI	1,56	9,62	2,79	1,63	1,49	1,55	2,38	5,36
PT	Median	n.d.	n.d.	n.d.	3,87	4,28	3,59	4,83	9,09
	KI				–	–	–	–	–
E	Median	4,16	13,57	2,36	2,98	1,28	2,64	0,35	2,21
	KI	–	–	1,35	2,23	3,65	3,07	4,36	4,90
HI	Median	8,42	5,73	3,03	2,55	1,09	2,89	0,00	0,00
	KI	–	3,56	2,11	1,69	1,55	1,59	1,56	1,69
Überlebende bzw. Verstorbene									
Überl.	Median	6,92	6,54	3,03	2,81	1,73	3,32	0,60	2,53
ISS ≥ 9	KI	3,63	7,00	1,16	0,96	1,33	1,15	1,67	2,52
Verst.	Median	7,73	6,79	5,24	2,46	0,38	0,38	0,00	0,00
	KI	1,35	1,47	4,14	3,00	0,75	0,75	–	–

Tabelle 6. (Fortsetzung)

Bezugswerte		U	A	0,5 h	2 h	4 h	6 h	12 h	24 h
(2) TNFα proteinbezogen [pg/mg Protein] (n = 35)									
ISS – Gruppen									
< 9	Median	n.d.	n.d.	0,13	n.d.	0,10	n.d.	0,12	n.d.
	KI			–		–		–	
9 – 18	Median	0,14	0,12	0,06	0,06	0,03	0,06	0,01	0,03
	KI	0,12	0,16	0,02	0,03	0,04	0,03	0,02	0,04
19 – 32	Median	0,13	0,19	0,06	0,05	0,03	0,03	0,02	0,03
	KI	0,04	0,25	0,05	0,05	0,04	0,03	0,04	0,11
≥ 32	Median	0,12	0,18	0,34	0,13	0,08	0,07	0,13	0,22
	KI	–	0,05	–	0,08	0,09	0,08	0,12	0,15
Schwerpunktgruppen									
TX	Median	0,20	0,12	n.d.	0,10	0,00	0,07	0,00	0,01
	KI	–	–		–	–	–	–	–
PTX	Median	0,12	0,16	0,11	0,06	0,04	0,03	0,06	0,06
	KI	0,03	0,20	0,13	0,06	0,05	0,05	0,06	0,12
PT	Median	n.d.	n.d.	n.d.	0,14	0,13	0,11	0,13	0,22
	KI				–	–	–	–	–
E	Median	0,08	0,33	0,06	0,08	0,03	0,06	0,01	0,05
	KI	–	–	0,04	0,05	0,06	0,05	0,04	0,07
HI	Median	0,16	0,13	0,05	0,04	0,02	0,05	0,00	0,00
	KI	–	0,16	0,05	0,04	0,03	0,05	0,03	0,03
Überlebende bzw. Verstorbene									
Überl.	Median	0,11	0,16	0,06	0,06	0,04	0,06	0,01	0,05
ISS ≥ 9	KI	0,06	0,15	0,03	0,03	0,03	0,03	0,03	0,06
Verst.	Median	0,14	0,19	0,12	0,06	0,02	0,01	0,00	0,00
	KI	0,04	0,05	0,19	0,08	0,04	0,02	–	–

4.2.6
Interleukin-1α (IL-1α) (Tabelle 7)

Nach einem Unfall ist die Freisetzung von IL-1α in den ersten 24 h zu keinem Zeitpunkt und unabhängig von Schweregrad und Verletzungsmuster innerhalb des gesamten Beobachtungszeitraums von 15 Tagen wesentlich erhöht gewesen.

Vereinzelt, insbesondere an der Unfallstelle und bei Aufnahme ins Krankenhaus, zeigen sich zwar über dem Normbereich erhöhte IL-1α-Werte, diese liegen jedoch bereits nach 2 h wieder im Bereich der unteren Nachweisgrenze. Abgesehen von einigen Ausnahmen lassen sich auch keine wesentlichen und damit meßbaren Spiegel bei Überlebenden und Verstorbenen feststellen.

Tabelle 7. Interleukin-1α-Spiegel (1) und Proteinbezug (2)

Bezugswerte		U	A	0,5 h	2 h	4 h	6 h	12 h	24 h
(1) Interleukin-1α-Spiegel									
ISS-Gruppen [pg/ml Plasma] ($n = 35$)									
< 9	Median	n.d.	n.d.	0,511	0,000	0,000	n.d.	0,772	n.d.
	KI			–	–	–		–	
9 – 18	Median	5,485	0,000	0,073	0,000	0,031	0,000	0,000	0,000
	KI	10,750	–	0,437	0,192	0,243	0,132	0,122	0,010
19 – 32	Median	0,000	0,000	0,000	0,000	0,000	0,000	0,000	0,000
	KI	–	2,416	3,647	0,055	2,335	0,184	0,275	0,389
≥ 32	Median	0,000	0,000	0,000	0,000	0,453	0,445	0,511	0,272
	KI	–	–	–	0,349	0,360	0,471	0,396	0,096
Schwerpunktgruppen									
TX	Median	10,970	0,000	n.d.	0,000	0,000	0,000	n.d.	0,000
	KI	–	–		–	–	–		–
PTX	Median	0,000	0,000	0,203	0,000	0,000	0,000	0,256	0,073
	KI	–	1,933	5,444	0,201	0,203	0,261	0,347	0,372
PT	Median	n.d.	n.d.	n.d.	0,602	0,798	0,848	0,209	0,307
	KI				–	–	–	–	–
E	Median	0,000	n.d.	0,000	0,000	0,062	0,000	0,000	0,000
	KI	–		0,607	0,184	2,761	0,232	0,100	0,006
HI	Median	0,000	0,000	0,000	0,000	0,177	0,000	0,000	0,000
	KI	–	–	0,071	0,269	0,315	0,105	0,200	0,016
Überlebende bzw. Verstorbene									
Überl.	Median	5,485	0,000	0,073	0,000	0,156	0,000	0,000	0,000
ISS ≥ 9	KI	10,750	1,611	2,711	0,143	0,866	0,140	0,148	0,148
Verst.	Median	0,000	0,000	0,000	0,000	0,000	0,000	0,000	0,000
	KI	–	–	–	–	–	–	–	–
(2) IL-1α [pg/mg Protein] ($n = 35$)									
ISS-Gruppen									
< 9	Median	n.d.	n.d.	0,007	0,000	0,000	n.d.	0,011	n.d.
	KI			–	–	–		–	
9 – 18	Median	0,088	0,000	0,001	0,000	0,001	0,000	0,000	0,000
	KI	0,173	–	0,011	0,004	0,006	0,004	0,003	0,000
18 – 32	Median	0,000	0,000	0,000	0,000	0,000	0,000	0,000	0,000
	KI	–	0,051	0,086	0,001	0,061	0,005	0,007	0,008
≥ 32	Median	0,000	0,000	0,000	0,000	0,017	0,014	0,014	0,007
	KI	–	–	–	0,018	0,010	0,014	0,010	0,002
Schwerpunktgruppen									
TX	Median	0,177	0,000	n.d.	0,000	0,000	0,000	n.d.	0,000
	KI	–	–		–	–	–		–
PTX	Median	0,000	0,000	0,005	0,000	0,000	0,000	0,007	0,002
	KI	–	0,041	0,128	0,011	0,006	0,008	0,009	0,008

Tabelle 7. (Fortsetzung)

Bezugswerte		U	A	0,5 h	2 h	4 h	6 h	12 h	24 h
PT	Median	n.d.	n.d.	n.d.	0,022	0,024	0,026	0,006	0,007
	KI				–	–	–	–	–
E	Median	0,000	n.d.	0,000	0,000	0,001	0,000	0,000	0,000
	KI	–		0,016	0,004	0,072	0,006	–	0,000
HI	Median	0,000	0,000	0,000	0,000	0,003	0,000	0,000	0,000
	KI	–	–	0,001	0,006	0,006	0,003	0,004	0,000
Überlebende bzw. Verstorbene									
Überl.	Median	0,088	0,000	0,001	0,000	0,003	0,000	0,000	0,000
ISS ≥ 9	KI	0,173	0,034	0,064	0,006	0,023	0,004	0,004	0,003
Verst.	Median	0,000	0,000	0,000	0,000	0,000	0,000	0,000	0,000
	KI	–	–	–	–	–	–	–	–

Da auch die Berücksichtigung des Verdünnungseffekts (2) an der Grundsätzlichkeit dieser Beobachtungen nichts änderte, wurde die Analyse von Interleukin-1α bei der Zwischenauswertung ebenfalls nach dem 35. Patienten eingestellt.

4.2.7
Interleukin-2-Rezeptor (IL-2R) (Tabelle 8)

Die Analyse der Freisetzungsreaktionen von löslichem IL-2R läßt in den ersten 24 h eine andeutungsweise Zunahme dieses Parameters im Plasma vermuten. Dieser Anstieg überschreitet jedoch nie den Normbereich zwischen 100 und 150 U/ml.

Aus technischen Gründen konnten für IL-2R keine Daten von der Unfallstelle (U) gewonnen werden. Da zudem überlebende und verstorbene Patienten gleichartige und gleichsinnige schwach ausgeprägte Reaktionen zeigen und auch die proteinbezogene Auswertung (2) keine wesentlichen gruppenspezifischen Unterschiede erbrachte, wurde die Freisetzungsreaktion von löslichem Interleukin-2-Rezeptor als nicht bedeutsam eingestuft und auch hier bei der Zwischenauswertung nach dem 35. Patienten die Bestimmung dieses Parameters eingestellt.

4.2.8
Interleukin-6 (IL-6) (Abb. 10, 11)

Unmittelbar an der Unfallstelle ist bereits die Freisetzung von IL-6 im Plasma nachzuweisen, besonders ausgeprägt bei Patienten mit einem ISS ≥ 32. Mit steigendem Traumaschweregrad (mindestens ISS > 18) erhöhen sich die Spiegel rasch und deutlich und erreichen ein Maximum nach

Tabelle 8. Interleukin-2R-Spiegel (1) und Proteinbezug (2)

Bezugswerte		U	A	0,5 h	2 h	4 h	6 h	12 h	24 h
(1) Interleukin-2-R-Spiegel ISS-Gruppen [U/ml Plasma] (*n* = 35)									
< 9	Median	n.d.	n.d.	0,287	0,193	0,477	n.d.	0,393	n.d.
	KI			–	–	–		–	
9 – 18	Median	n.d.	n.d.	0,107	0,221	0,188	0,226	0,294	0,286
	KI			0,089	0,099	0,089	0,083	0,119	0,191
19 – 32	Median	n.d.	n.d.	0,119	0,114	0,200	0,228	0,156	0,374
	KI			0,066	0,067	0,117	0,165	0,135	0,117
≥ 32	Median	n.d.	n.d.	0,091	0,113	0,091	0,102	0,141	0,238
	KI			–	0,059	0,053	0,058	0,228	0,127
Schwerpunktgruppen									
TX	Median	n.d.	n.d.	n.d.	0,288	0,284	*0,328*	*0,591*	*0,626*
	KI				–	–	–	–	–
PTX	Median	n.d.	n.d.	0,108	0,158	0,137	0,192	0,233	0,410
	KI			0,104	0,054	0,113	0,156	0,162	0,120
PT	Median	n.d.	n.d.	n.d.	0,061	0,066	0,106	0,141	0,238
	KI				–	–	–	–	–
E	Median	n.d.	n.d.	0,131	0,221	0,235	0,236	0,291	0,213
	KI			0,082	0,095	0,104	0,090	0,143	0,306
HI	Median	n.d.	n.d.	0,084	0,097	0,094	0,126	0,162	0,323
	KI			0,033	0,147	0,033	0,117	0,105	0,201
Überlebende bzw. Verstorbene									
Überl.	Median	n.d.	n.d.	0,120	0,165	0,144	0,174	0,290	0,288
ISS ≥ 9	KI			0,063	0,060	0,066	0,074	0,086	0,106
Verst.	Median	n.d.	n.d.	0,091	0,094	0,106	0,162	0,162	0,323
	KI			0,022	0,029	0,020	0,060	–	–
(2) IL-2R proteinbezogen [U/mg Protein] (n = 35) ISS – Gruppen									
< 9	Median	n.d.	n.d.	0,004	0,003	0,006	n.d.	0,005	n.d.
	KI			–	–	–		–	
9 – 18	Median	n.d.	n.d.	0,002	0,004	0,005	0,004	0,005	0,005
	KI			0,003	0,002	0,002	0,002	0,003	0,004
18 – 32	Median	n.d.	n.d.	0,003	0,003	0,005	0,005	0,005	0,010
	KI			0,002	0,002	0,003	0,004	0,003	0,003
≥ 32	Median	n.d.	n.d.	0,004	0,003	0,003	0,003	0,004	0,006
	KI			–	0,004	0,002	0,001	0,006	0,004
Schwerpunktgruppen									
TX	Median	n.d.	n.d.	n.d.	0,006	0,006	0,006	0,011	0,012
	KI				–	–	–	–	–
PTX	Median	n.d.	n.d.	0,005	0,005	0,006	0,005	0,006	0,010
	KI			0,003	0,002	0,003	0,004	0,004	0,003

Tabelle 8. (Fortsetzung)

Bezugswerte		U	A	0,5 h	2 h	4 h	6 h	12 h	24 h
PT	Median	n.d.	n.d.	n.d.	0,002	0,002	0,003	0,004	0,006
	KI				–	–	–	–	–
E	Median	n.d.	n.d.	0,003	0,004	0,007	0,005	0,006	0,004
	KI			0,002	0,003	0,003	0,003	0,005	0,007
HI	Median	n.d.	n.d.	0,002	0,002	0,002	0,003	0,005	0,006
	KI			0,001	0,002	0,001	0,002	0,002	0,003
Überlebende bzw. Verstorbene									
Überl.	Median	n.d.	n.d.	0,003	0,004	0,004	0,004	0,005	0,006
ISS $\geq$ 9	KI			0,002	0,002	0,002	0,002	0,002	0,002
Verst.	Median	n.d.	n.d.	0,003	0,003	0,004	0,005	0,005	0,011
	KI			0,001	0,002	0,002	0,000	–	–

4–6 h. In diesen ersten 6 h nach dem Trauma ist anhand von IL-6 eine klare Unterscheidung zwischen geringem (ISS $\leq$ 18) und schwerem (ISS > 18) Trauma möglich.

Nach 24 h (Daten nicht dargestellt) wird in der Regel ein rascher Rückgang der Plasmaspiegel beobachtet. Allerdings trifft dies nicht für Patienten mit letalem Ausgang zu.

Bei Gruppierung nach Verletzungsmuster wird ebenfalls ein früher Anstieg der IL-6-Werte beobachtet, der am deutlichsten bei Patienten mit Mehrfachverletzung und Thoraxkomponente (PTX) ausfällt, gefolgt von der Gruppe PT. Nach den ersten 12 h erreichen alle Schwerpunktgruppen vergleichbare Werte.

Patienten, die im Verlauf der Beobachtungszeit ihren Verletzungen erliegen, zeigen eine frühe und wesentlich verstärkte Freisetzungsreaktion in den ersten 12 h gegenüber den Überlebenden (Abb. 10c, $p < 0{,}05$ bei 4 h, 6 h, 12 h und 24 h).

Die proteinbezogenen Analysen der IL-6-Freisetzung (Abb. 11) unterstreichen die oben beschriebenen Verläufe in einer noch deutlicheren Ausprägung. Hinzuweisen bleibt auf die doch deutliche initiale Freisetzung bzw. Produktion von IL-6 bei geringem Trauma (Abb. 11a, ISS < 9). Auch hier finden sich bei Versterbenden deutlich höhere IL-6-Spiegel (Abb. 11c, $p < 0{,}05$ bei 4 h, 6 h und 12 h).

4.2.9
Interleukin-8 (IL-8) (Abb. 12, 13)

Die Plasmaspiegel von Interleukin-8 zeigen sehr früh erhöhte Spiegel bei Schwerstverletzten (ISS $\geq$ 32, bzw. PTX, $p < 0{,}05$ bei 2 h und 4 h: IV vs. II /III). Die anderen Gruppen lassen während des Beobachtungszeitraums sowohl bei der Analyse nach dem Schweregrad als auch dem Muster der Verletzun-

IL6 [Median ± 95% - KI]

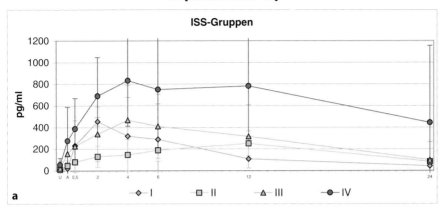

a

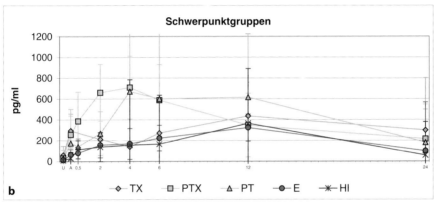

b

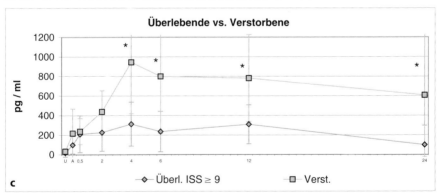

c

Abb. 10a–c. IL-6-Spiegel im Plasma, **a** Analyse nach Traumaschweregrad (ISS), **b** Analyse nach Verletzungsmuster, *E* Extremitätenverletzung, *TX* Thoraxverletzung, *PTX* Mehrfachverletzung mit Thoraxverletzung, *PT* Mehrfachverletzung ohne Thoraxverletzung, *HI* Kopfverletzung, **c** Analyse nach Überleben und Versterben, $n = 18$, $*p < 0,05$, Einzelheiten s. Text

IL6 proteinbezogen [Median ± 95% - KI]

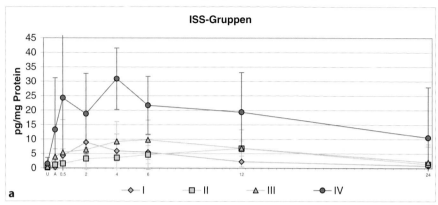

a

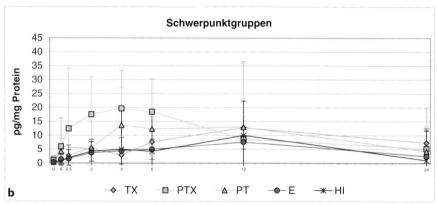

b

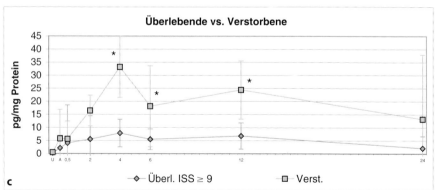

c

Abb. 11a – c. IL-6-Konzentrationen proteinbezogen, **a** Analyse nach Traumaschweregrad (ISS), **b** Analyse nach Verletzungsmuster, *E* Extremitätenverletzung, *TX* Thoraxverletzung, *PTX* Mehrfachverletzung mit Thoraxverletzung, *PT* Mehrfachverletzung ohne Thoraxverletzung, *HI* Kopfverletzung), **c** Analyse nach Überleben und Versterben, $n = 18$, $*p < 0{,}05$, Einzelheiten s. Text

IL8 [Median ± 95% - KI]

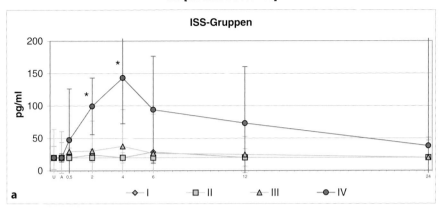

a

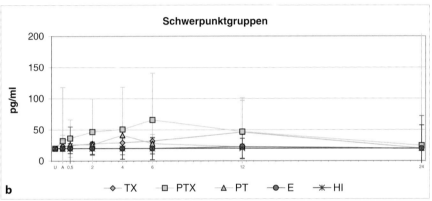

b

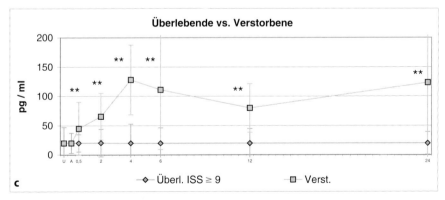

c

Abb. 12a – c. IL-8-Spiegel im Plasma, **a** Analyse nach Traumaschweregrad (ISS, *$p < 0{,}05$*), **b** Analyse nach Verletzungsmuster, *E* Extremitätenverletzung, *TX* Thoraxverletzung, *PTX* Mehrfachverletzung mit Thoraxverletzung, *PT* Mehrfachverletzung ohne Thoraxverletzung, *HI* Kopfverletzung, **c** Analyse nach Überleben und Versterben, $n = 18$, **$p < 0{,}01$, Einzelheiten s. Text

IL8 proteinbezogen [Median ± 95% - KI]

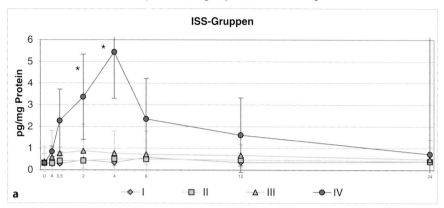

a

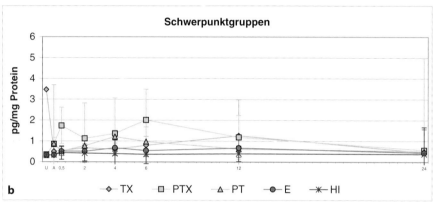

b

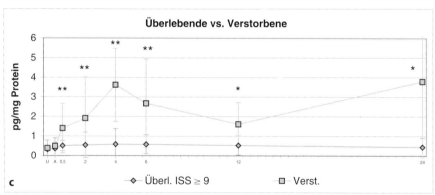

c

Abb. 13a–c. IL-8-Konzentrationen proteinbezogen, **a** Analyse nach Traumaschweregrad (ISS, $*p < 0{,}05$), **b** Analyse nach Verletzungsmuster, *E* Extremitätenverletzung, *TX* Thorax-verletzung, *PTX* Mehrfachverletzung mit Thoraxverletzung, *PT* Mehrfachverletzung ohne Thoraxverletzung, *HI* Kopfverletzung, **c** Analyse nach Überleben und Versterben, $n = 18$, $*p < 0{,}05$, $**p < 0{,}01$, Einzelheiten s. Text

gen nur unwesentliche Änderungen erkennen. Im wesentlichen liegen hier die Spiegel im Bereich der Nachweisgrenze oder bestenfalls gering darüber.

Andererseits zeigen Patienten, die verstarben, in den ersten 24 h kurz nach Aufnahme teilweise deutlich erhöhte Plasmawerte ($p < 0{,}01$ von 0,5 h – 24 h).

Die proteinbezogenen Analysen (Abb. 13) ergeben im Prinzip einen gleichsinnigen, teils jedoch deutlicher akzentuierten Verlauf der Freisetzungsreaktionen, insbesondere bei ISS $\geq$ 32 (Abb. 13 a – c: $p < 0{,}05$ bei 2 h und 4 h, PTX und Versterben ($p < 0{,}05$ bei 12 h, sonst $p < 0{,}01$). Eine direkte, Aussage verändernde Beeinflussung durch den Verdünnungseffekt ist nicht zu beobachten.

4.2.10
Interleukin-12 (IL-12) (Tabelle 9)

In Abhängigkeit vom Schweregrad des Traumas haben Patienten mit schweren und schwersten Verletzungen (ISS > 18) die niedrigsten IL-12-Spiegel. Leichter verletzte Fälle (ISS $\leq$ 18 und Extremitätenverletzung) offenbaren eine stärkere Freisetzungsreaktion mit höheren Plasmaspiegeln. Im wesentlichen ist jedoch über den gesamten Beobachtungszeitraum gesehen die Dynamik der Freisetzung dieses Parameters eher uneinheitlich.

Im Rahmen der Analyse der Verletzungsmuster zeigen Extremitätenverletzungen (E) die höchsten Werte, während sich die niedrigsten Spiegel bei Thoraxtraumen (TX) und Mehrfachverletzten (PTX) finden.

Abgesehen von einem präfinalen Anstieg (24 h) dieses Zytokins bei den Verstorbenen, haben Überlebende tendenziell höhere Werte.

Die Analyse der Freisetzungsreaktionen und deren Verläufe unter Berücksichtigung des Verdünnungseffekts (2) zeigt dann im Vergleich zu den übrigen Gruppen einen deutlicheren Rückgang der Plasmaspiegel bei TX- und PT-Patienten wider. Hierbei wird auch der präfinale Anstieg der Plasmawerte im Vergleich Versterben vs. Überleben sehr viel prägnanter dargestellt.

Tabelle 9. IL-12-Spiegel (1) und Proteinbezug (2)

Bezugswerte		U	A	0,5 h	2 h	4 h	6 h	12 h	24 h
(1) IL-12 [pg/ml Plasma]									
ISS-Gruppen									
< 9	Median	n.d.	n.d.	*143,00*	104,50	90,00	78,00	65,00	37,00
	KI			–	42,14	29,40	23,52	52,92	–
9 – 18	Median	93,60	99,70	83,50	72,60	61,50	57,95	50,10	91,90
	KI	27,46	23,17	52,34	45,40	38,73	39,09	37,23	43,53
19 – 32	Median	75,60	53,50	63,80	78,80	69,00	57,25	69,50	28,00
	KI	26,47	24,34	21,52	21,43	21,24	20,49	27,75	27,15
$\geq$ 32	Median	43,00	25,00	23,05	43,00	46,10	52,90	12,00	33,65
	KI	35,91	36,11	32,83	27,66	21,70	26,09	13,51	112,66

Tabelle 9. (Fortsetzung)

Bezugswerte		U	A	0,5 h	2 h	4 h	6 h	12 h	24 h
Schwerpunktgruppen									
TX	Median	86,10	82,40	n.d.	45,10	69,80	15,95	20,85	22,35
	KI	59,36	58,47		78,59	–	21,46	31,07	34,01
PTX	Median	81,20	65,50	46,60	60,50	51,30	52,90	26,50	52,30
	KI	34,03	31,59	25,93	23,55	21,64	20,62	23,52	39,34
PT	Median	74,90	46,30	85,90	80,70	52,30	41,40	26,90	5,00
	KI	31,49	23,96	–	–	–	–	–	–
E	Median	*93,60*	*133,50*	*114,20*	*107,70*	*82,60*	*87,80*	*93,10*	*91,90*
	KI	34,60	29,33	43,68	39,63	39,34	33,36	42,25	55,66
HI	Median	60,00	60,05	53,75	69,90	51,10	52,90	52,30	61,60
	KI	36,08	27,75	24,56	44,18	35,36	48,71	57,41	53,95
Überlebende bzw. Verstorbene									
Überl.	Median	86,00	82,40	58,30	68,90	63,35	57,95	47,90	59,25
ISS ≥ 9	KI	20,38	18,37	23,75	21,96	18,29	18,76	20,50	26,93
Verst.	Median	89,30	46,30	54,70	60,50	52,50	51,70	16,50	*81,50*
	KI	28,15	30,90	22,98	24,95	31,86	34,35	49,29	130,34

(2) IL-12 [pg/mg Protein]
ISS-Gruppen

Bezugswerte		U	A	0,5 h	2 h	4 h	6 h	12 h	24 h
< 9	Median	n.d.	n.d.	2,61	2,05	1,71	1,50	0,78	0,70
	KI			–	0,72	0,29	0,35	–	–
9 – 18	Median	1,80	1,99	2,08	2,11	1,86	1,93	1,07	2,14
	KI	0,76	0,76	1,56	0,67	0,83	0,75	0,69	0,75
19 – 32	Median	1,15	1,34	1,69	1,70	1,58	1,26	1,65	0,59
	KI	0,44	0,54	0,75	0,55	0,65	0,65	0,84	0,77
≥ 32	Median	1,05	1,56	1,07	1,19	1,29	1,53	0,46	0,89
	KI	0,72	0,95	1,47	0,99	0,94	0,61	0,31	1,73
Schwerpunktgruppen									
TX	Median	0,80	0,94	n.d.	0,98	1,43	0,34	0,42	0,45
	KI	0,89	1,00		1,65	–	0,37	0,54	0,64
PTX	Median	1,19	1,87	1,12	1,49	1,46	1,53	0,58	1,10
	KI	0,60	0,74	1,04	0,64	0,54	0,51	0,68	0,75
PT	Median	1,19	1,39	1,69	1,90	1,44	1,56	0,74	0,13
	KI	0,46	0,50	–	–	–	–	–	–
E	Median	1,88	2,30	3,00	2,84	2,15	2,63	2,20	2,16
	KI	1,17	1,05	1,18	0,63	1,16	0,88	0,84	0,99
HI	Median	1,25	1,02	1,11	1,15	1,48	0,95	1,07	0,97
	KI	0,62	0,48	0,64	0,75	1,13	1,17	1,70	1,65
Überlebende bzw. Verstorbene									
Überl.	Median	1,22	1,47	1,63	1,86	1,64	1,55	1,15	1,10
ISS ≥ 9	KI	0,45	0,49	0,77	0,46	0,50	0,44	0,51	0,50
Verst.	Median	1,58	1,62	1,12	1,50	1,60	0,95	0,48	2,61
	KI	0,49	0,77	0,84	0,81	1,11	1,18	1,53	4,48

4.2.11
sELAM (Tabelle 10)

In den ersten 12 h sind die Plasmaspiegel von sELAM vom Traumaschweregrad nicht wesentlich abhängig. Danach allerdings zeigen Patienten, die schwerstverletzt (ISS ≥ 32) sind, deutlich erhöhte Plasmaspiegel.

Bei der Analyse nach den einzelnen Verletzungsmustern läßt sich für den gesamten Beobachtungszeitraum kein deutlicher Unterschied erkennen. Ausnahme ist eine Tendenz zu höheren Werten bei Schwerstverletzten (PTX). Sinngemäßes gilt auch für die Gliederung der Gruppe der Überlebenden vs. Verstorbenen. Es gibt keine wesentlichen Differenzen.

Bei der proteinbezogenen Analytik (2) bestätigen sich die oben geschilderten Ergebnisse im großen und ganzen: d. h., Patienten, die schwerstverletzt sind (ISS ≥ 32) haben eine ausgeprägtere und gesteigertere Freisetzungsreaktion gegenüber den übrigen Patienten. Nach Elimination des Verdünnungseffekts durch Bezug der Daten auf den aktuellen Proteingehalt der jeweiligen Blutprobe wird jedoch klar, daß ein solcher Unterschied bereits zum Zeitpunkt der stationären Aufnahme besteht.

Werden die Verdünnungseffekte berücksichtigt und die Gruppen nach den Schwerpunkten der Verletzung gewichtet, so ergeben sich jetzt geringgradig höhere Werte für die Thoraxverletzten (TX) und Polytraumatisierten mit Thoraxbeteiligung (PTX) im Vergleich zu den anderen Verletzungsmustern.

Verstorbene offenbaren nach den ersten Stunden im wesentlichen kontinuierlich höhere proteinbezogene Werte als Überlebende, ohne statistisch faßbaren Unterschied.

Tabelle 10. sELAM-Spiegel (1) und Proteinbezug (2)

Bezugswerte		U	A	0,5 h	2 h	4 h	6 h	12 h	24 h
(1) sELAM [ng/ml Plasma]									
ISS-Gruppen									
< 9	Median	43,90	49,47	45,90	30,60	40,42	33,35	41,20	29,05
	KI	9,68	7,19	15,48	1,65	13,85	9,03	28,42	–
9–18	Median	35,11	29,70	26,51	26,44	26,68	28,50	29,26	34,24
	KI	5,74	6,82	9,08	8,73	10,43	7,91	10,15	10,51
19–32	Median	40,42	30,86	23,68	27,29	29,24	30,79	32,83	36,59
	KI	6,87	5,74	7,76	6,62	7,12	7,60	10,02	8,77
≥ 32	Median	30,48	17,20	17,62	29,25	30,68	38,49	42,82	48,99
	KI	9,85	10,29	8,92	7,34	7,32	7,89	9,50	13,96
Schwerpunktgruppen									
TX	Median	42,83	37,70	n.d.	36,82	43,82	41,20	34,61	49,76
	KI	22,38	21,79		4,14	–	9,43	5,91	17,90

Tabelle 10. (Fortsetzung)

Bezugswerte		U	A	0,5 h	2 h	4 h	6 h	12 h	24 h
PTX	Median	34,00	25,83	19,35	27,86	30,00	*35,42*	*40,26*	*44,37*
	KI	7,20	6,35	5,75	4,88	4,87	6,00	6,82	9,50
PT	Median	36,28	20,22	36,82	27,28	27,62	19,10	26,46	24,27
	KI	7,70	7,79	–	12,54	11,32	13,95	15,77	15,86
E	Median	38,18	25,63	22,47	23,10	24,47	26,01	31,95	32,98
	KI	9,34	10,00	6,38	10,96	11,05	9,98	14,02	15,02
HI	Median	35,72	36,89	32,65	28,77	27,80	29,09	29,26	33,93
	KI	8,26	8,54	12,87	11,74	15,89	11,50	17,45	12,40
Überlebende bzw. Verstorbene									
Überl.	Median	36,84	29,70	25,41	27,28	28,22	28,89	32,41	35,69
ISS ≥ 9	KI	4,76	4,85	6,19	5,28	5,54	5,11	5,56	6,51
Verst.	Median	32,08	20,78	23,44	28,80	*30,00*	*40,10*	*45,12*	*44,88*
	KI	8,70	8,35	7,36	5,08	9,41	9,76	18,97	19,73

(2) sELAM [ng/mg Protein]
ISS-Gruppen

		U	A	0,5 h	2 h	4 h	6 h	12 h	24 h
< 9	Median	0,78	0,75	0,67	0,61	0,69	0,64	0,66	0,55
	KI	0,12	0,10	0,13	0,06	0,07	0,13	0,21	–
9 – 18	Median	0,60	0,60	0,55	0,60	0,67	0,63	0,61	0,65
	KI	0,09	0,10	0,13	0,14	0,16	0,12	0,14	0,15
18 – 32	Median	0,60	0,69	0,64	0,67	0,71	0,73	0,83	0,68
	KI	0,11	0,09	0,18	0,17	0,12	0,13	0,20	0,23
≥ 32	Median	0,77	0,75	0,76	0,79	0,88	*0,97*	*1,08*	*1,08*
	KI	0,14	0,15	0,20	0,20	0,21	0,21	0,25	0,29
Schwerpunktgruppen									
TX	Median	0,81	0,80	n.d.	*0,89*	*0,90*	*1,00*	*0,83*	*1,13*
	KI	0,39	0,41		0,11	–	0,17	0,22	0,65
PTX	Median	0,71	0,70	0,67	*0,74*	*0,84*	*0,88*	*0,85*	*0,79*
	KI	0,11	0,11	0,21	0,18	0,13	0,13	0,16	0,25
PT	Median	0,61	0,70	0,72	0,52	0,62	0,72	0,73	0,65
	KI	0,11	0,11	–	0,20	0,21	0,19	0,27	0,34
E	Median	0,63	0,67	0,51	0,61	0,61	0,64	0,64	0,72
	KI	0,14	0,18	0,16	0,17	0,20	0,15	0,18	0,20
HI	Median	0,55	0,61	0,64	0,62	0,64	0,56	0,58	0,59
	KI	0,14	0,11	0,14	0,17	0,22	0,20	0,36	0,16
Überlebende bzw. Verstorbene									
Überl.	Median	0,61	0,64	0,66	0,64	0,69	0,72	0,72	0,72
ISS ≥ 9	KI	0,08	0,08	0,14	0,11	0,09	0,09	0,09	0,13
Verst.	Median	0,73	0,74	0,64	0,75	*0,89*	*1,00*	*1,14*	0,77
	KI	0,12	0,11	0,09	0,22	0,24	0,30	0,45	0,40

4.2.12
sICAM (Tabelle 11)

An der Unfallstelle (U) sind bei mittelschwer- und schwerstverletzten Patienten eher erniedrigte sICAM-Werte im Plasma nachzuweisen, wohingegen Leichtverletzte im wesentlichen gleichbleibende Spiegel um 250 ng/ml erkennen lassen. Nach den ersten 2 h ab dem Unfallereignis finden sich, mit Ausnahme der niedrigen Konzentrationen bei den Schwerstverletzten, keine relevanten Unterschiede mehr.

Bei der Analyse der sICAM-Spiegel im Plasma in Abhängigkeit von der Traumaschwerpunktgruppe werden keine nennenswerten Gegensätze gefunden. Auch Überlebende und Verstorbene unterscheiden sich nur unwesentlich bei mehr oder weniger konstanten Werten.

Die auf den Proteingehalt bezogene Analyse von sICAM (2) bestätigt die niedrigen Spiegel bei den meisten Patienten einerseits und belegt andererseits, daß eine Verdünnung keinen Einfluß ausübt.

Eine Unterscheidung in dieser frühen Phase nach Trauma zwischen Überlebenden und Versterbenden ist nicht möglich.

Tabelle 11. sICAM-Spiegel (1) und Proteinbezug (2)

Bezugswerte		U	A	0,5 h	2 h	4 h	6 h	12 h	24 h
(1) sICAM [ng/ml Plasma]									
ISS-Gruppen									
< 9	Median	246,00	255,30	261,00	183,80	*292,40*	*230,85*	*280,90*	182,50
	KI	48,20	55,26	100,44	60,95	150,72	162,38	245,19	–
9–18	Median	183,15	172,00	131,15	170,30	151,80	157,50	173,45	190,00
	KI	31,88	35,20	22,92	33,44	20,74	27,73	32,30	35,05
19–32	Median	163,20	127,60	131,05	136,85	166,95	181,50	*193,30*	*235,30*
	KI	40,48	29,22	36,16	28,20	29,61	29,91	29,85	38,78
≥ 32	Median	145,75	122,95	87,48	107,90	124,05	154,90	*208,20*	*276,15*
	KI	35,43	33,52	48,21	22,47	19,78	26,04	37,23	49,42
Schwerpunktgruppen									
TX	Median	224,85	169,95	n.d.	191,40	166,60	*219,00*	*240,50*	*352,60*
	KI	98,74	101,09		11,17	–	13,72	78,99	19,80
PTX	Median	145,75	128,10	104,10	134,75	157,70	*179,10*	*208,20*	*250,60*
	KI	28,88	24,76	27,24	16,49	15,07	17,99	30,28	34,48
PT	Median	164,15	112,10	132,50	109,70	94,51	111,40	159,30	162,70
	KI	44,41	30,36	–	54,69	53,78	62,99	51,18	60,19
E	Median	170,50	144,05	118,70	122,70	122,40	150,45	157,70	170,15
	KI	39,05	48,51	22,44	27,32	20,66	32,03	32,17	38,50
HI	Median	177,05	193,30	162,70	174,30	175,20	167,00	197,15	219,90
	KI	66,22	46,12	60,16	52,35	55,69	46,58	40,53	52,24

Tabelle 11. (Fortsetzung)

Bezugswerte		U	A	0,5 h	2 h	4 h	6 h	12 h	24 h
Überlebende bzw. Verstorbene									
Überl.	Median	169,90	140,40	132,50	140,00	152,40	178,90	179,40	217,40
ISS ≥ 9	KI	27,76	23,62	26,39	20,29	17,55	19,25	20,91	25,08
Verst.	Median	152,10	123,30	102,50	107,70	116,30	155,80	255,40	276,15
	KI	34,30	27,40	32,42	25,87	28,56	19,35	26,82	37,88
(2) sICAM [ng/mg Protein]									
ISS-Gruppen									
< 9	Median	3,62	3,64	4,39	3,20	5,18	4,41	4,40	3,44
	KI	1,01	0,92	0,88	1,17	1,44	2,85	2,35	–
9 – 18	Median	3,25	2,87	2,91	3,17	3,34	3,54	3,88	3,90
	KI	0,45	0,51	0,49	0,48	0,31	0,39	0,52	0,67
18 – 32	Median	2,79	3,00	3,37	3,30	3,59	4,06	4,24	4,83
	KI	0,58	0,48	0,39	0,36	0,36	0,51	0,84	1,12
≥ 32	Median	3,41	3,51	3,51	3,51	3,72	4,02	5,53	5,95
	KI	0,65	1,37	0,63	0,46	0,79	0,82	0,47	0,95
Schwerpunktgruppen									
TX	Median	3,62	3,22	n.d.	4,69	3,42	5,40	5,66	7,87
	KI	2,09	2,21		1,40	–	1,82	0,59	2,21
PTX	Median	2,66	3,37	3,51	3,65	3,65	4,17	5,28	5,67
	KI	0,53	0,87	0,35	0,30	0,46	0,55	0,70	0,81
PT	Median	2,98	2,85	2,61	2,59	2,90	3,46	4,32	3,96
	KI	0,65	0,77	–	0,40	0,55	0,51	0,73	1,17
E	Median	3,17	2,65	3,00	3,11	3,29	3,52	3,96	3,84
	KI	0,58	0,79	0,64	0,46	0,44	0,41	0,64	0,74
HI	Median	3,09	3,07	2,91	3,09	3,41	3,83	3,49	3,49
	KI	0,80	0,55	0,54	0,60	0,39	0,60	1,04	1,51
Überlebende bzw. Verstorbene									
Überl.	Median	2,97	3,07	3,30	3,32	3,41	3,87	4,24	4,55
ISS ≥ 9	KI	0,40	0,51	0,32	0,28	0,29	0,34	0,46	0,54
Verst.	Median	3,10	3,22	2,89	2,92	3,76	3,88	5,73	5,98
	KI	0,54	0,63	0,62	0,52	0,78	0,75	1,05	3,32

4.2.13
sVCAM (Tabelle 12)

Vergleichbar mit dem vorher beschriebenen Parameter zeigt die Bestimmung des löslichen sVCAM ebenfalls initial erniedrigte Spiegel für schwerstverletzte Patienten (ISS ≥ 32). Die Plasmakonzentrationen der Leichtverletzten mit einem ISS-Wert unter 9 Punkten liegen initial um 500 ng/ml und nehmen innerhalb 24 h etwas ab.

Tabelle 12. sVCAM-Spiegel (1) und Proteinbezug (2)

Bezugswerte		U	A	0,5 h	2 h	4 h	6 h	12 h	24 h
(1) sVCAM [ng/ml Plasma]									
ISS-Gruppen									
< 9	Median	560,60	507,10	481,50	356,40	519,40	426,60	819,80	366,70
	KI	210,60	231,29	605,80	307,11	560,07	168,75	931,37	–
9 – 18	Median	405,10	327,85	134,90	232,20	207,20	313,70	376,40	431,60
	KI	59,10	67,00	98,94	98,06	117,27	81,92	98,82	68,71
18 – 32	Median	401,30	340,40	301,90	296,45	406,30	419,00	417,15	508,30
	KI	53,01	50,14	93,01	78,12	64,28	80,05	82,06	67,51
≥ 32	Median	285,00	226,30	171,65	209,40	167,00	219,45	331,30	379,60
	KI	71,33	57,65	157,70	95,25	86,55	106,63	107,84	170,23
Schwerpunktgruppen									
TX	Median	399,75	336,65	n.d.	401,95	506,10	370,85	410,70	590,75
	KI	41,20	24,77		346,62	–	221,38	164,05	99,47
PTX	Median	308,15	280,00	234,90	280,15	301,90	299,00	414,50	417,70
	KI	64,72	51,50	108,88	91,67	86,84	95,59	84,61	97,51
PT	Median	363,45	261,20	351,40	277,60	244,90	363,00	245,80	443,00
	KI	58,58	88,75	–	152,94	110,94	140,87	161,41	104,79
E	Median	405,10	300,50	249,80	240,10	208,55	339,40	439,35	441,50
	KI	58,81	66,68	119,84	111,89	105,76	94,26	97,22	104,72
HI	Median	422,70	410,30	321,90	290,50	333,70	265,15	368,35	330,80
	KI	105,95	97,42	141,12	105,13	168,31	105,53	123,56	80,21
Überlebende bzw. Verstorbene									
Überl.	Median	383,90	322,30	243,20	281,90	301,90	343,20	369,30	432,80
ISS ≥ 9	KI	40,11	42,07	77,43	63,41	65,31	60,31	64,04	54,88
Verst.	Median	355,00	268,25	321,90	244,00	221,10	225,90	367,40	430,25
	KI	77,64	64,15	130,29	95,12	140,38	91,75	77,10	125,02
(2) sVCAM [ng/mg Protein]									
ISS-Gruppen									
< 9	Median	8,43	7,66	8,79	7,21	*9,21*	8,20	*12,46*	*6,91*
	KI	2,65	3,09	7,56	4,85	5,46	2,72	10,55	–
9 – 18	Median	6,60	6,26	4,21	6,12	5,89	6,23	7,49	7,64
	KI	0,98	1,08	2,59	1,82	2,24	1,63	2,68	1,55
18 – 32	Median	6,73	7,99	7,05	6,98	9,84	8,06	9,50	10,98
	KI	0,79	0,83	3,01	2,23	1,92	2,33	2,46	2,31
≥ 32	Median	7,16	8,41	7,82	5,87	5,78	5,88	7,10	8,47
	KI	1,59	2,35	3,29	4,01	4,49	3,90	3,53	4,32
Schwerpunktgruppen									
TX	Median	7,11	6,99	n.d.	9,28	10,39	8,63	9,58	13,27
	KI	0,90	0,48		6,10	–	1,83	0,29	5,18
PTX	Median	6,89	8,06	7,82	7,09	6,51	7,48	8,27	10,18
	KI	1,14	1,34	3,32	2,79	2,77	2,86	2,54	2,60

Tabelle 12. (Fortsetzung)

Bezugswerte		U	A	0,5 h	2 h	4 h	6 h	12 h	24 h
PT	Median	6,76	8,05	6,92	5,98	6,63	8,06	6,77	10,30
	KI	1,07	2,78		2,62	1,53	2,60	4,44	2,02
E	Median	6,60	6,85	6,83	7,13	7,08	8,09	10,40	8,45
	KI	0,98	1,23	3,23	2,41	2,65	1,92	3,45	2,84
HI	Median	6,37	7,65	5,76	4,91	6,69	4,79	4,99	6,19
	KI	1,67	1,36	3,67	2,57	3,88	2,90	3,06	2,58
Überlebende bzw. Verstorbene									
Überl.	Median	6,37	6,92	6,40	6,63	6,63	7,70	7,67	8,66
ISS ≥ 9	KI	0,65	0,75	2,35	1,74	1,77	1,61	1,77	1,48
Verst.	Median	7,36	8,68	7,19	6,83	6,51	6,26	7,21	7,19
	KI	1,39	1,65	3,15	2,94	4,10	3,63	4,07	6,05

Die Art der Verletzungsmuster ist mit Ausnahme der Leichtverletzten für die Freisetzungsdynamik nicht bestimmend. Im Gegenteil, die Plasmaspiegel bleiben erniedrigt.

Keine greifbaren Unterschiede werden im Vergleich von Überlebenden und Verstorbenen gefunden.

Im Gegensatz zu den pro Volumeneinheit bezogenen „Rohdaten" offenbart die Berücksichtigung der Verdünnung (proteinbezogene Analyse, b), daß Schwerstverletzte keine erniedrigten Spiegel aufweisen, sondern zwar kaum erhöhte, aber gleichbleibende Werte aufweisen mit einem andeutungsweisen Anstieg nach 12 h.

Die Gruppierung nach Verletzungsschwerpunkten ergibt insgesamt vergleichbare Werte, wenn auch Kopfverletzungen alles in allem eher zu niedrigeren Werten tendieren.

4.2.14
Prostazyklin (PGI$_2$, 6-Keto-PGF$_{1\alpha}$) (Abb. 14, 15)

PGI$_2$ kann nicht direkt, sondern nur als sein stabiler *Metabolit 6-Keto-Prostaglandin* F$_{1\alpha}$ bestimmt werden.

Bei den Plasma-„Nativ"-Werten, d. h., ohne Berücksichtigung eines Verdünnungseffekts, zeigen sich initial deutlich erhöhte Spiegel an der Unfallstelle und bei Aufnahme ins Krankenhaus. Die höchsten Werte werden erwartungsgemäß in der Gruppe der Schwerstverletzten gefunden.

Überraschender Weise kommt es bei Leichtverletzten (ISS < 9) innerhalb der ersten 2 h nach dem Trauma zu einem mäßiggradigen Anstieg mit Maximum bei 2 h, der allerdings von einem raschen Rückgang gefolgt ist.

Bei Analyse des Einflusses des Verletzungsmusters auf die Freisetzung

Prostaglandin 6kF1α [Median ± 95% - KI]

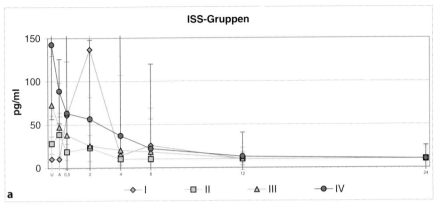

a

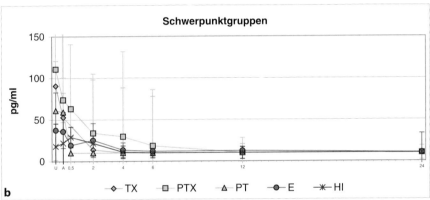

b

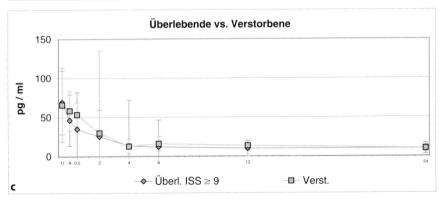

c

Abb. 14a–c. Prostazyklinspiegel, dargestellt als stabiler Metabolit 6-Keto-PGF1α, **a** Analyse nach Traumaschweregrad (ISS), **b** Analyse nach Verletzungsmuster, *E* Extremitätenverletzung, *TX* Thoraxverletzung, *PTX* Mehrfachverletzung mit Thoraxverletzung, *PT* Mehrfachverletzung ohne Thoraxverletzung, *HI* Kopfverletzung, **c** Analyse nach Überleben und Versterben, *n* = 18

Prostaglandin 6kF1α proteinbezogen [Median ± 95% - KI]

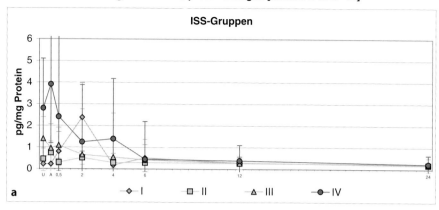

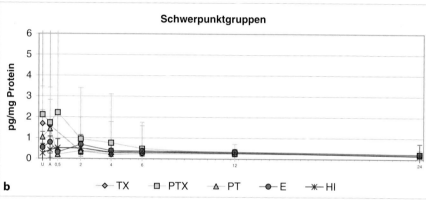

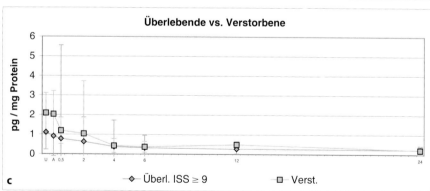

Abb. 15a – c. Prostazyklinspiegel, dargestellt als stabiler Metabolit 6-Keto-PGF₁α, protein-bezogene Auswertung, **a** Analyse nach Traumaschweregrad (ISS), **b** Analyse nach Verletzungsmuster, *E* Extremitätenverletzung, *TX* Thoraxverletzung, *PTX* Mehrfachverletzung mit Thoraxverletzung, *PT* Mehrfachverletzung ohne Thoraxverletzung, *HI* Kopfverletzung, **c** Analyse nach Überleben und Versterben, $n = 18$

dieses Prostanoids werden die stärksten initialen Reaktionen bei Patienten mit überwiegendem Thoraxtrauma (TX) sowie Polytrauma einschließlich Thoraxbeteiligung (PTX) gefunden. Die geringsten Werte werden bei Extremitäten- (E) und Kopfverletzungen (HI) gemessen.

Über den gesamten Zeitrahmen weisen Verstorbene geringgradig höhere Plasmaspiegel im Vergleich zu den Überlebenden auf.

Die Analyse einer von der Traumaschwere abhängigen Reaktion unter Berücksichtigung des Verdünnungseffekts (Abb. 15) zeigt ganz klar und in allen Gruppen deutlich erhöhte Prostazyklinwerte bereits am Unfallort. Bei Patienten mit ISS-Werten ≥ 32 Punkte ist dieses Verhalten am stärksten ausgeprägt. Nach 6 h sind die Werte vergleichbar. Nach Ablauf der ersten 24 h werden in allen Gruppen Normwerte erreicht.

Die Gruppierung nach den Verletzungsmustern unter Berücksichtigung des Verdünnungseffekts beweist eindeutig, daß Patienten mit Thoraxtraumen – unabhängig davon, ob als mehr oder weniger isolierte Monoverletzung oder im Zusammenhang mit einem Polytrauma (TX, PTX) – klar als die Gruppen mit den stärksten Freisetzungsreaktionen innerhalb der ersten 2 – 4 h hervorstechen. Die Verletzungsmuster E und HI weisen generell niedrigere Werte auf.

Bei den verstorbenen Patienten sind die Plasmaspiegel proteinbezogen initial über einen Zeitraum von maximal 4 h deutlich höher im Vergleich zu den überlebenden Fällen.

4.2.15
Thromboxan (TxA$_2$) (Abb. 16, 17)

Auch dieses Prostanoid ist nicht direkt, sondern nur über einen stabilen Metaboliten, das *TxB$_2$* nachweisbar.

Die Messung von TxB$_2$ in der Gruppe ISS < 9 konnte aus technischen Gründen nicht ausgewertet werden und fehlt daher.

Die Auswertung der pro Volumen Plasma gemessenen Daten von TxB$_2$ belegen – wie zu erwarten war – deutlich eine vom Schweregrad der Verletzung abhängige gesteigerte Plasmafreisetzung bereits an der Unfallstelle. Dieses Phänomen findet allerdings überraschenderweise keine Fortsetzung im weiteren Verlauf, sondern bei allen Patienten wird ein allgemeiner Rückgang der Werte innerhalb der ersten 24 h nach Klinikaufnahme beobachtet.

Ein ähnliches Verhalten der Freisetzung von TxB$_2$ ergibt die Analyse der Gruppen, die nach den Verletzungsmustern gewichtet wurden. Auch hier zeigen sich – ebenfalls überraschend – relativ hohe Spiegel bei den Extremitätenverletzungen neben den erwarteten hohen Konzentrationen der Gruppen PT und PTX. Trotzdem gilt für alle Gruppen ein kontinuierlicher Rückgang der initial erhöhten Plasmakonzentrationen auf Werte im Bereich der Nachweisgrenze innerhalb der ersten 24 h.

Thromboxan B2 [Median ± 95% - KI]

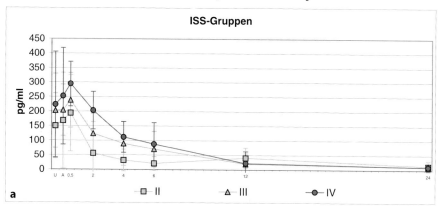

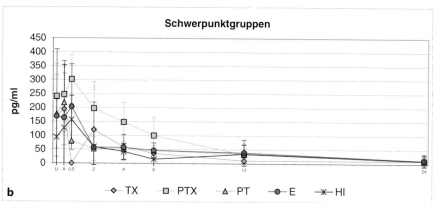

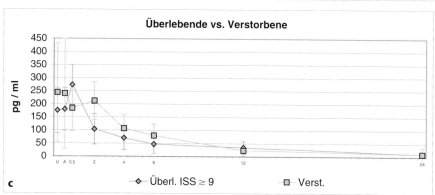

Abb. 16a–c. Thromboxan-A-Spiegel, dargestellt als stabiler Metabolit Thromboxan B_2 (TxB), **a** Analyse nach Traumaschweregrad (ISS), **b** Analyse nach Verletzungsmuster, *E* Extremitätenverletzung, *TX* Thoraxverletzung, *PTX* Mehrfachverletzung mit Thorax- verletzung, *PT* Mehrfachverletzung ohne Thoraxverletzung, *HI* Kopfverletzung, **c** Analyse nach Überleben und Versterben, $n = 18$

Thromboxan B2 proteinbezogen [Median ± 95% - KI]

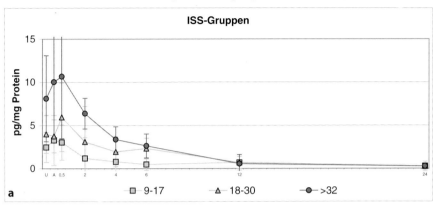

a

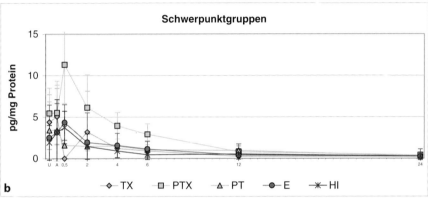

b

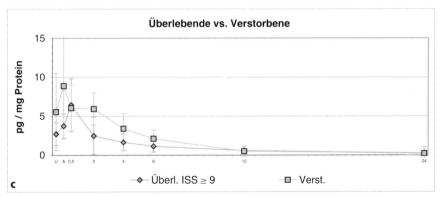

c

Abb. 17a–c. Thromboxan-A-Spiegel, dargestellt als stabiler Metabolit Thromboxan B_2 (TxB), proteinbezogene Auswertung, **a** Analyse nach Traumaschweregrad (ISS), **b** Analyse nach Verletzungsmuster, *E* Extremitätenverletzung, *TX* Thoraxverletzung, *PTX* Mehrfachverletzung mit Thoraxverletzung, *PT* Mehrfachverletzung ohne Thoraxverletzung, *HI* Kopfverletzung, **c** Analyse nach Überleben und Versterben, $n = 18$

Primär und über 6 h haben Verstorbene etwas höhere Thromboxanwerte im Plasma als Überlebende. Später gleicht sich dieses Verhältnis allerdings aus.

Eine zusätzliche Information über die Reaktionsweise dieses Prostanoids gibt die Analyse der Daten unter Berücksichtigung des Verdünnungseffekts nicht. Die proteinbezogenen TxB_2-Werte (Abb. 17) sind nun an der Unfallstelle am höchsten bei den schwerstverletzten Patienten, gefolgt von den übrigen Verletzungen, abgestuft nach dem Schweregrad, und entsprechen damit den beobachteten „Nativ"-Werten. Trotzdem kommt es regelhaft zu einer Normalisierung der Werte innerhalb des ersten Tages.

Die Gruppierung nach den Schwerpunkten der Verletzung offenbart die höchsten Spiegel bei Patienten mit Polytrauma einschließlich Thoraxverletzung (PTX), aber auch hier gefolgt von den Thoraxverletzungen (TX). Auffällig sind, von einem initialen Anstieg abgesehen, die eher niedrigen Plasmaspiegel bei Extremitäten- und Kopfverletzungen in den ersten Stunden nach Aufnahme ins Krankenhaus.

Verstorbene haben initial erhöhte Werte von Thromboxan, doch ergibt sich nach 12 h auch hier kein wesentlicher Unterschied zu den Überlebenden.

4.2.16
Prostaglandin $F_{2\alpha}$ (PGF$_{2\alpha}$) (Abb. 18, 19)

Die Analyse der nicht volumenbezogenen „Nativ"-Werte ergibt im wesentlichen gleichsinnige Verläufe im Sinne einer geringgradigen initialen Erhöhung unabhängig vom Traumaschweregrad.

Die Analyse nach Verletzungsmustern zeigt präklinisch allgemein hohe Werte für alle Verletzungsmuster, ohne eine spezifischen weiteren Verlauf in Abhängigkeit der Verletzungsart erkennen zu lassen.

Verstorbene Patienten haben nach der Klinikaufnahme die Tendenz zu etwas erhöhten Werten, die jedoch statistisch nicht faßbar sind.

Erneut war die Analyse der proteinbezogenen Daten etwas aufschlußreicher (Abb. 19). Die Elimination der Verdünnungseffekte zeigt klare Unterschiede der initialen Freisetzungsreaktionen auf, und zwar in Abhängigkeit vom Traumaschweregrad. Schwerstverletzte haben eine massive Freisetzung im Gegensatz zu den etwas leichter Verletzten. Die bereits zuvor beschriebene rückläufige Tendenz bei allen Patienten innerhalb der ersten 24 h ist auch hier nachweisbar.

Die Gruppierung nach den Schwerpunkten der Verletzungen belegen nach der proteinbezogenen Analyse (Abb. 19) die höchsten Werte für Polytraumatisierte einschließlich Thoraxverletzung (PTX). Diese Werte bleiben im gesamten Beobachtungszeitraum deutlich und massiv erhöht. Gleichermaßen weisen jedoch Mehrfachverletzte (PT) mäßig erhöhte Spiegel im Niveau der anderen Verletzungsmuster auf.

Prostaglandin F 2 α [Median ± 95% - KI]

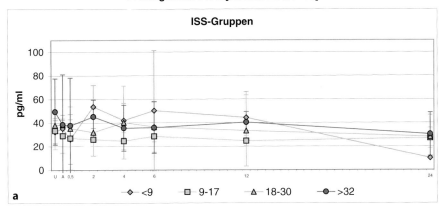

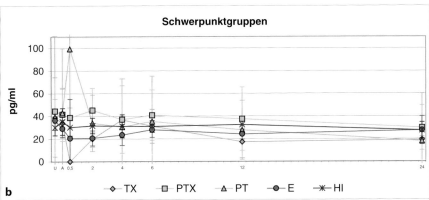

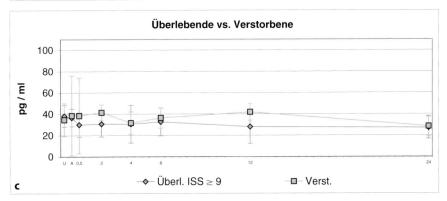

Abb. 18a–c. Prostaglandin-F2α-Spiegel, **a** Analyse nach Traumaschweregrad (ISS), **b** Analyse nach Verletzungsmuster, *E* Extremitätenverletzung, *TX* Thoraxverletzung, *PTX* Mehrfachverletzung mit Thoraxverletzung, *PT* Mehrfachverletzung ohne Thoraxverletzung, *HI* Kopfverletzung, **c** Analyse nach Überleben und Versterben, *n* = 18

Prostaglandin F 2 α proteinbezogen [Median ± 95% - KI]

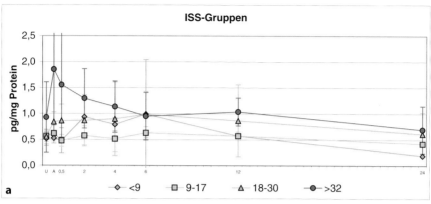

a

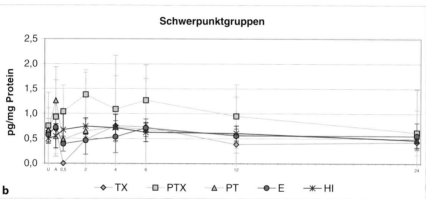

b

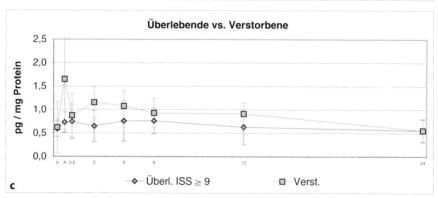

c

Abb. 19a–c. Prostaglandin-F2α-Spiegel, proteinbezogene Analyse, **a** Analyse nach Traumaschweregrad (ISS), **b** Analyse nach Verletzungsmuster, *E* Extremitätenverletzung,
TX Thoraxverletzung, *PTX* Mehrfachverletzung mit Thoraxverletzung, *PT* Mehrfachverletzung ohne Thoraxverletzung, *HI* Kopfverletzung, **c** Analyse nach Überleben und Versterben, *n* = 18

Die Berücksichtigung der Verdünnungseffekte dokumentiert nun deutlicher, daß Verstorbene initial und während der ersten 12 h nach Aufnahme erhöhte Plasmaspiegel aufweisen.

4.2.17
Prostaglandin E$_2$ (PGE$_2$) (Abb. 20, 21)

Dieses Prostanoid kann ebenfalls nicht in seinem Originalzustand nachgewiesen werden. Die Bestimmung erfolgt in seiner Metabolitform als Bizyklo-PGE$_2$.

Die nicht volumenbezogenen Daten offenbaren eine vom Schweregrad des Traumas abhängige Freisetzungsreaktion von PGE$_2$ bereits an der Unfallstelle. Diese ist jedoch bei geringerem Verletzungsausmaß relativ rasch rückläufig. Innerhalb der ersten 24 h nach dem Trauma ist die Plasmakonzentration bei den Schwerstverletzten kontinuierlich erhöht.

Bei Klassifikation anhand der Verletzungsmuster werden die höchsten Spiegel bei allen polytraumatisierten Patienten gemessen, wobei auch Patienten mit isolierter Thoraxverletzung (TX) anhaltend hohe Spiegel haben. E- und HI-Patienten zeigen eher niedrige Werte.

Verstorbene haben innerhalb der ersten 24 h nach Trauma deutlich erhöhte Konzentrationen von PGE$_2$ im Plasma (Abb. 20c: $p < 0,05$ bei U und 12 h, $p < 0,01$ bei A und 2 h).

Bei Analyse der proteinbezogenen, d. h., die Verdünnungseffekte berücksichtigenden Daten (Abb. 21) wird deutlich, daß leichte Verletzungen (ISS $<$ 18) so gut wie keine relevante Freisetzungsreaktion erkennen lassen. Jedoch ist mit steigendem Traumaschweregrad, insbesondere in den Gruppen ab ISS $\geq$ 18, eine deutliche Freisetzung von PGE$_2$ zu beobachten – mit einem Maximum bei stationärer Aufnahme.

Unter Berücksichtigung der Verdünnungseffekte wird bei der Gruppierung nach den Verletzungsschwerpunkten die deutlichste Freisetzungsreaktion bei Polytraumatisierten mit Thoraxkomponente (PTX) nachgewiesen. In dieser Gruppe liegt das Maximum der Reaktion kurz nach der stationären Aufnahme. Insgesamt ergibt sich eine rückläufige Tendenz der Freisetzung innerhalb der ersten 24 h.

Verstorbene Patienten haben über den gesamten Beobachtungszeitraum insbesondere in der Frühphase deutlich erhöhte proteinbezogene Werte (Abb. 21c: $p < 0,05$ bei 0,5 und 4 h, $p < 0,01$ bei U, 2 h und 4 h).

bicyclo Prostaglandin E2 [Median ± 95% - KI]

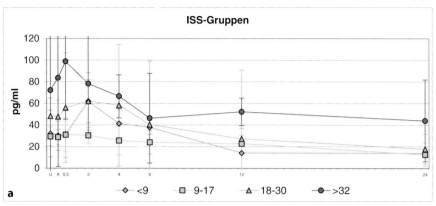

a

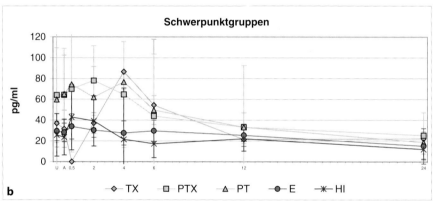

b

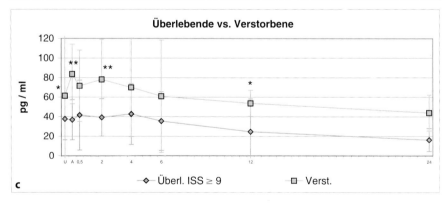

c

Abb. 20a – c. Prostaglandin-E2-Spiegel. Dargestellt als stabiler Metabolit Bizyklo-PGE2, **a** Analyse nach Traumaschweregrad (ISS), **b** Analyse nach Verletzungsmuster, *E* Extremitätenverletzung, *TX* Thoraxverletzung, *PTX* Mehrfachverletzung mit Thoraxverletzung, *PT* Mehrfachverletzung ohne Thoraxverletzung, *HI* Kopfverletzung, **c** Analyse nach Überleben und Versterben, $n = 18$, $*p < 0{,}05$, $**p < 0{,}01$, Einzelheiten s. Text

bicyclo Prostaglandin E2 proteinbezogen [Median ± 95% - KI]

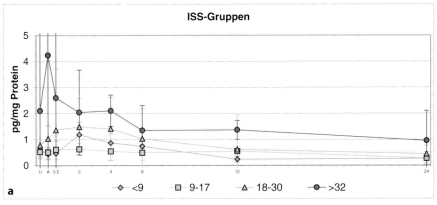

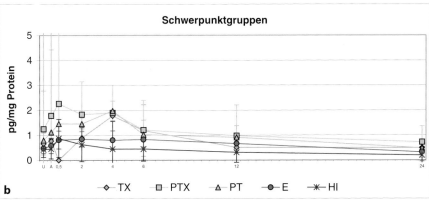

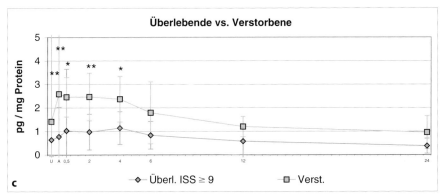

Abb. 21a–c. Prostaglandin-E2-Spiegel. Dargestellt als stabiler Metabolit Bizyklo-PGE2, proteinbezogene Analyse, **a** Analyse nach Traumaschweregrad (ISS), **b** Analyse nach Verletzungsmuster, *E* Extremitätenverletzung, *TX* Thoraxverletzung, *PTX* Mehrfachverletzung mit Thoraxverletzung, *PT* Mehrfachverletzung ohne Thoraxverletzung, *HI* Kopfverletzung, **c** Analyse nach Überleben und Versterben, $n = 18$, $*p < 0{,}05$, $**p < 0{,}01$, Einzelheiten s. Text

4.2.18
Glutathion (Abb. 22, 23)

Initial sind die Plasmakonzentrationen von Glutathion leicht erhöht, wobei sich im großen und ganzen keine wesentlichen gruppenspezifischen Unterschiede ergeben. Auffallend andererseits ist das Konzentrationsmaximum der Patienten mit ISS-Werten < 9 Punkten bei Aufnahme in die Klinik (A, 0,5).

Die Klassifizierung nach den Schwerpunkten der Verletzungen zeigt ebenfalls eine generelle initiale Erhöhung der Gluthationfreisetzung. Diese ist am ausgeprägtesten bei Patienten mit Thoraxverletzungen (PTX, TX). Die Verläufe der Freisetzungsreaktionen in den anderen Gruppen sind uneinheitlich und nicht vergleichbar.

Über den gesamten Beobachtungszeitraum hinweg – mit Ausnahme an der Unfallstelle – liegen die Spiegel bei den Versterbenden niedriger als bei den überlebenden Patienten.

Die Analyse der proteinbezogenen Daten (Abb. 23) belegt für Schwerstverletzte (ISS $\geq$ 32) an der Unfallstelle ganz deutlich die höchsten Werte. Die anderen Patienten (ISS < 32) liegen alle im gleichen Bereich.

Auch bei Beachtung der Verdünnungseffekte werden die höchsten Spiegel an Gluthation wiederum bei Patienten mit Thoraxtrauma (PTX, TX) gemessen, mit der Tendenz zu eher erhöhten Werten bei Thoraxmonoverletzungen.

Die Verläufe der Gluthationfreisetzung bei den verstorbenen Patienten sind im Prinzip identisch wie die zuvor beschriebenen Daten ohne Berücksichtigung der Verdünnung, d. h. mit Ausnahme der an der Unfallstelle im Gegensatz zu den Überlebenden deutlich niedrigeren Werte.

4.2.19
Malondialdehyd (MDA) (Tabelle 13)

Die Konzentration von MDA im Plasma nimmt an der Unfallstelle gruppenspezifisch mit steigendem Schweregrad des Traumas ab. Im weiteren Verlauf zeigen dann leicht Verletzte einen Abfall der Plasmaspiegel, so daß nach 12 h die Konzentrationen aller Gruppen auf vergleichbarem Niveau liegen.

In gleicher Weise offenbaren bei den Schwerpunktgruppen polytraumatisierte Patienten eher niedrigere Werte als Leichtverletzte. Insgesamt unterscheiden sich die einzelnen Gruppen über die ersten 24 h nicht wesentlich voneinander.

Beim Vergleich zwischen überlebenden und verstorbenen Patienten findet man etwas höhere Werte bei ersteren mit einem leichten Abfall innerhalb der ersten 4 h nach der Klinikaufnahme.

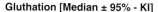

Gluthation [Median ± 95% - KI]

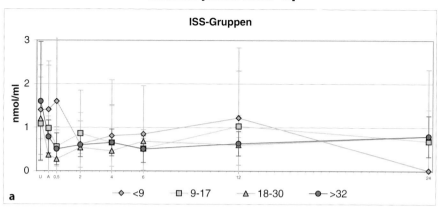

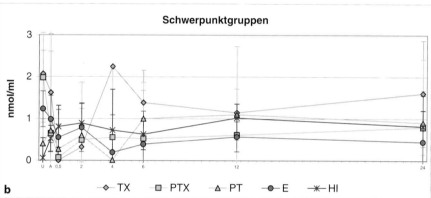

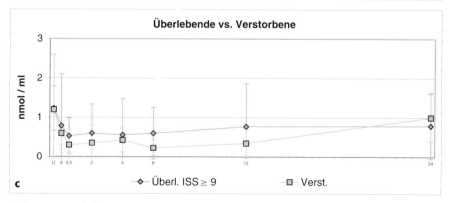

Abb. 22a – c. Gluthationspiegel, **a** Analyse nach Traumaschweregrad (ISS), **b** Analyse nach Verletzungsmuster, *E* Extremitätenverletzung, *TX* Thoraxverletzung, *PTX* Mehrfachverletzung mit Thoraxverletzung, *PT* Mehrfachverletzung ohne Thoraxverletzung, *HI* Kopfverletzung, **c** Analyse nach Überleben und Versterben, $n = 18$

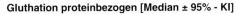

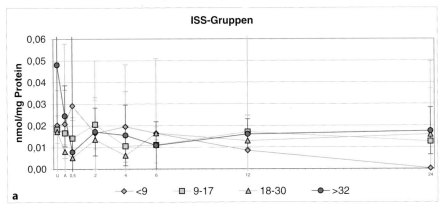

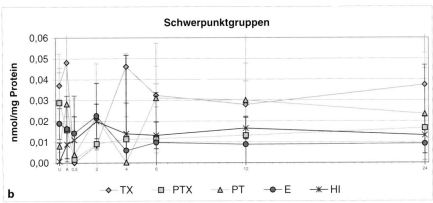

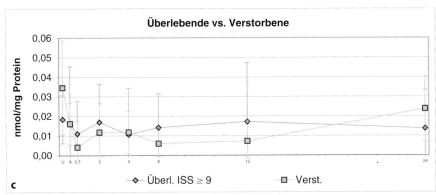

Abb. 23a – c. Gluthationspiegel, proteinbezogene Analyse, **a** Analyse nach Traumaschweregrad (ISS), **b** Analyse nach Verletzungsmuster, *E* Extremitätenverletzung, *TX* Thoraxverletzung, *PTX* Mehrfachverletzung mit Thoraxverletzung, *PT* Mehrfachverletzung ohne
Thoraxverletzung, *HI* Kopfverletzung), **c** Analyse nach Überleben und Versterben, *n* = 18

Tabelle 13. MDA bezogen auf Volumen (1) [nmol/ml Plasma] und auf Protein (2) [nmol/mg Protein]

Bezugswerte		U	A	0,5 h	2 h	4 h	6 h	12 h	24 h
(1) MDA [nmol/ml Plasma]									
ISS-Gruppen									
< 9	Median	6,00	5,80	5,70	3,50	5,50	4,70	5,10	2,80
	KI	1,02	1,06	1,64	3,10	2,41	4,51	3,23	–
9 – 18	Median	5,40	4,41	3,68	3,40	2,94	3,20	3,90	5,00
	KI	0,51	0,67	0,95	0,84	0,77	0,56	0,63	0,66
18 – 32	Median	4,90	4,15	2,50	2,35	2,60	3,30	3,85	4,60
	KI	0,51	0,59	0,91	0,76	0,79	0,93	0,74	0,84
≥ 32	Median	3,90	2,20	2,40	2,33	2,10	2,55	3,65	4,45
	KI	1,03	1,06	1,70	0,83	1,15	0,75	1,06	1,40
Schwerpunktgruppen									
TX	Median	4,40	4,00	n.d.	3,48	2,70	3,23	2,99	4,40
	KI	1,00	0,44		0,16	–	0,14	0,03	0,20
PTX	Median	4,60	3,40	2,45	2,40	2,65	2,82	4,00	5,20
	KI	0,76	0,88	1,03	0,58	0,83	0,89	0,80	0,86
PT	Median	4,54	3,30	4,10	1,90	2,10	2,30	3,50	3,90
	KI	1,08	1,18	3,33	2,17	1,50	1,27	0,60	1,04
E	Median	5,62	3,70	2,50	2,35	2,50	2,45	3,10	4,10
	KI	0,73	0,93	1,09	0,85	0,81	0,51	0,61	0,85
HI	Median	5,20	5,05	3,63	4,44	4,40	4,65	4,52	5,10
	KI	0,60	0,75	1,16	1,27	1,31	0,91	0,90	1,18
Überlebende bzw. Verstorbene									
Überl.	Median	5,20	4,40	2,50	3,10	2,70	3,17	3,80	5,00
ISS ≥ 9	KI	0,40	0,50	0,77	0,54	0,52	0,52	0,44	0,50
Verst.	Median	4,45	3,23	2,50	2,10	2,10	2,70	3,90	3,55
	KI	0,89	0,84	1,25	1,00	1,48	0,88	1,60	2,31
(2) MDA [nmol/mg Protein]									
ISS-Gruppen									
< 9	Median	0,089	0,085	0,076	0,061	0,071	0,089	0,061	0,053
	KI	0,015	0,016	0,041	0,059	0,040	0,081	0,019	–
9 – 18	Median	0,084	0,084	0,062	0,072	0,060	0,074	0,071	0,085
	KI	0,007	0,009	0,018	0,014	0,015	0,009	0,010	0,011
18 – 32	Median	0,081	0,087	0,061	0,063	0,068	0,079	0,085	0,097
	KI	0,007	0,009	0,019	0,015	0,019	0,018	0,016	0,019
≥ 32	Median	0,075	0,063	0,055	0,067	0,055	0,065	0,093	0,107
	KI	0,019	0,022	0,039	0,019	0,028	0,012	0,018	0,022
Schwerpunktgruppen									
TX	Median	0,077	0,082	n.d.	0,085	0,055	0,080	0,073	0,098
	KI	0,010	0,003		0,024	–	0,029	0,031	0,026
PTX	Median	0,080	0,080	0,066	0,063	0,065	0,074	0,093	0,112
	KI	0,012	0,016	0,026	0,015	0,022	0,017	0,016	0,020

Tabelle 13. (Fortsetzung)

Bezugswerte		U	A	0,5 h	2 h	4 h	6 h	12 h	24 h
PT	Median	0,081	0,070	0,047	0,045	0,058	0,072	0,090	0,094
	KI	0,017	0,028	–	0,040	0,018	0,004	0,026	0,034
E	Median	0,091	0,079	0,059	0,054	0,057	0,057	0,068	0,080
	KI	0,011	0,014	0,023	0,018	0,018	0,012	0,014	0,016
HI	Median	0,079	0,085	0,062	0,089	0,072	0,082	0,077	0,090
	KI	0,007	0,008	0,011	0,017	0,021	0,011	0,010	0,014
Überlebende bzw. Verstorbene									
Überl.	Median	0,083	0,086	0,064	0,068	0,065	0,075	0,083	0,096
ISS $\geq$ 9	KI	0,005	0,007	0,016	0,010	0,012	0,009	0,010	0,010
Verst.	Median	0,081	0,070	0,058	0,055	0,050	0,063	0,085	0,061
	KI	0,017	0,020	0,027	0,022	0,037	0,019	0,028	0,046

Die proteinbezogene Betrachtung der Plasmakonzentrationen von MDA (2) läßt in den ersten 24 h nach Trauma keinen nennenswerten Unterschied zwischen den Gruppen erkennen Dies trift sowohl für den Schweregrad der Verletzung als auch für die Verletzungsschwerpunkte zu.

Die Beobachtungen aus den „Nativ"-Daten sind jetzt nicht mehr zu erkennen.

Dies gilt auch für den Vergleich zwischen sterbender und überlebenden Patienten.

4.2.20
Konjugierte Diene (Tabelle 14)

Vergleichbar zu den gerade beschriebenen (MDA-)Ergebnissen findet sich auch bei diesem Parameter der Lipidperoxidation kein einheitlicher gruppenspezifischer Unterschied. Lediglich der schrittweise Anstieg der Konzentrationen auf das rund Dreifache der Ausgangskonzentrationen bei den leicht verletzten Patienten scheint eine Ausnahme zu sein.

In ähnlicher Weise belegt die Gruppierung nach den Verletzungsmustern eher erhöhte Spiegel bei den Extremitätenverletzungen (E) nach 4 h.

Verstorbene zeigen vergleichbare Plasmaspiegel wie Überlebende. Dieses Bild ändert sich auch nicht, wenn die Verdünnungseffekte durch die initiale Volumentherapie beachtet und eingerechnet werden (2). Die proteinbezogenen Daten lassen ebenfalls keinen wesentlichen Einfluß des Traumaschweregrades erkennen. Auch hinsichtlich Überleben und Versterben findet sich kein erwähnenswerter Unterschied.

Tabelle 14. Diene bezogen auf Volumen (1) [nmol/ml Plasma] und auf Protein (2) [nmol/mg Protein]

Bezugswerte		U	A	0,5 h	2 h	4 h	6 h	12 h	24 h
(1) Diene [nmol/mg Plasma]									
ISS-Gruppen									
< 9	Median	27,80	28,40	26,90	*69,60*	*50,90*	*93,70*	*58,70*	*92,40*
	KI	4,86	3,78	5,29	94,86	45,47	–	79,18	–
9 – 18	Median	28,35	27,30	27,70	27,60	24,60	27,95	29,80	28,90
	KI	4,97	5,18	17,46	11,85	12,72	10,34	29,49	19,55
18 – 32	Median	32,70	25,30	35,75	35,05	32,50	33,80	32,70	33,10
	KI	4,46	4,79	14,97	14,67	63,87	35,61	15,04	9,44
≥ 32	Median	26,55	22,65	17,35	23,80	22,15	25,20	19,80	22,80
	KI	7,15	6,75	13,82	4,18	6,35	10,69	11,40	34,13
Schwerpunktgruppen									
TX	Median	33,20	32,40	n.d.	16,80	21,00	25,00	20,30	28,40
	KI	10,85	11,82		–	–	–	–	–
PTX	Median	30,10	25,50	28,10	22,10	22,90	27,30	19,60	21,65
	KI	3,74	3,54	16,01	7,89	13,76	36,11	11,16	18,31
PT	Median	30,30	21,60	34,40	50,70	31,55	28,05	31,15	28,15
	KI	13,31	8,37	–	49,39	0,69	17,35	13,03	15,39
E	Median	22,75	24,60	43,55	*41,15*	*40,05*	*41,20*	*36,80*	*41,80*
	KI	6,89	5,27	26,00	20,17	79,01	14,05	36,00	26,03
HI	Median	28,35	27,60	25,20	25,10	23,85	27,90	29,80	27,25
	KI	6,68	8,44	7,37	5,56	5,94	4,50	13,03	5,03
Überlebende bzw. Verstorbene									
Überl.	Median	29,60	26,45	33,70	26,55	31,20	30,60	27,15	28,40
ISS ≥ 9	KI	3,57	3,67	12,97	9,45	31,36	16,46	15,02	9,65
Verst.	Median	26,20	21,60	24,80	25,20	25,95	31,10	37,60	37,20
	KI	5,72	5,86	8,51	5,24	3,71	13,10	18,21	53,00
(2) Diene [nmol/mg Protein]									
ISS-Gruppen									
< 9	Median	0,47	0,41	0,37	*1,38*	*0,95*	*1,87*	*1,14*	*1,74*
	KI	0,06	0,11	0,04	1,98	1,17	–	1,75	–
9 – 18	Median	0,49	0,51	0,48	0,46	0,43	0,49	0,47	0,56
	KI	0,08	0,10	0,42	0,36	0,36	0,35	1,29	0,82
18 – 32	Median	0,44	0,58	0,88	1,03	0,89	0,79	0,79	0,73
	KI	0,07	0,11	0,51	0,37	2,52	0,71	0,31	0,20
≥ 32	Median	0,46	0,60	1,07	0,75	0,61	0,73	0,47	0,52
	KI	0,15	0,22	0,20	0,23	0,32	0,30	0,23	0,74
Schwerpunktgruppen									
TX	Median	0,61	0,65	n.d.	0,36	0,43	0,49	0,39	0,56
	KI	0,07	0,24		–	–	–	–	–
PTX	Median	0,47	0,57	1,07	0,75	0,61	0,73	0,47	0,52
	KI	0,07	0,11	0,71	0,24	0,27	0,69	0,21	0,42

Tabelle 14. (Fortsetzung)

Bezugswerte		U	A	0,5 h	2 h	4 h	6 h	12 h	24 h
PT	Median	0,46	0,66	0,68	1,36	0,92	0,94	0,85	0,71
	KI	0,21	0,34	–	0,84	0,07	0,41	0,35	0,32
E	Median	0,46	0,53	1,10	0,91	1,03	1,02	0,95	0,83
	KI	0,12	0,16	0,61	0,58	3,14	0,52	1,56	1,11
HI	Median	0,44	0,43	0,56	0,46	0,59	0,57	0,48	0,47
	KI	0,10	0,13	0,17	0,22	0,28	0,18	0,15	0,09
Überlebende bzw. Verstorbene									
Überl.	Median	0,50	0,56	0,93	0,76	0,63	0,68	0,48	0,56
ISS ≥ 9	KI	0,06	0,08	0,41	0,27	1,22	0,35	0,59	0,38
Verst.	Median	0,46	0,62	0,85	0,90	0,82	0,70	0,75	0,69
	KI	0,10	0,18	0,25	0,19	0,40	0,31	0,18	1,18

4.2.21
Nitrat/Nitrit (NO_3/NO_2) (Abb. 24, 25)

Da das extrem reaktive Molekül Stickstoffmonoxid (NO) nicht direkt, sondern nur anhand von Reaktionsprodukten wie Nitrat/Nitrit nachweisbar ist, wurden letztere Moleküle zur Analyse der NO-Freisetzung herangezogen [56]. Die volumenbezogenen Daten beweisen eine lediglich geringgradige Generierung von NO, d. h., erhöhte Konzentrationen von NO_3/NO_2 im Plasma bei mittelgradig bis schwerstverletzten Patienten. Überraschender Weise zeigen Leichtverletzte (ISS < 9) kurz nach Klinikaufnahme die betonteste Freisetzung.

Bei Analyse der Schwerpunktgruppen werden die niedrigsten Werte bei Polytraumatisierten und Patienten mit Extremitätenverletzung gemessen, wohingegen jede Thoraxverletzung (PTX, TX) zu deutlich höheren Produktionsraten führt.

Andererseits haben verstorbene Patienten innerhalb der ersten 24 h zunehmend geringere NO-Freisetzungen als Überlebende.

Die Betrachtung der proteinbezogenen, d. h., die Verdünnungseffekte berücksichtigenden Daten (2) relativiert die Beobachtung, daß Leichtverletzte eine betonte initiale Freisetzung zeigen. Initial ist nun eher die Generierung von NO bei den schwerstverletzten Fällen bis ca. 30 min nach Klinikaufnahme betont, anschließend finden sich jedoch im wesentlichen vergleichbare Verläufe zu den anderen Gruppen.

Die Klassifizierung nach den Verletzungsschwerpunkten belegt insbesondere für Thoraxverletzte (TX) und Polytraumatisierte einschließlich Thoraxverletzung eine initiale Erhöhung der NO_2-/NO_3-Werte im Plasma.

NO [Median ± 95% - KI]

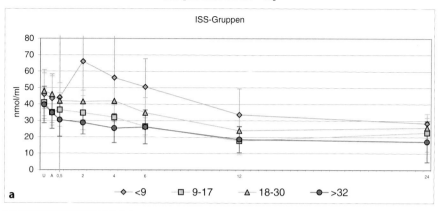

a

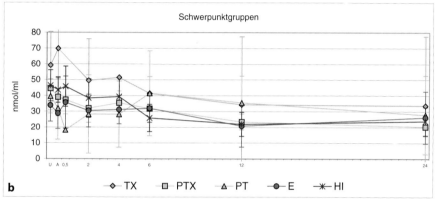

b

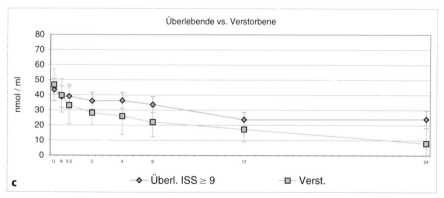

c

Abb. 24a – c. NO(Nitrat/Nitrit)-Spiegel, **a** Analyse nach Traumaschweregrad (ISS), **b** Analyse nach Verletzungsmuster, *E* Extremitätenverletzung, *TX* Thoraxverletzung, *PTX* Mehrfachverletzung mit Thoraxverletzung, *PT* Mehrfachverletzung ohne Thoraxverletzung, *HI* Kopfverletzung, **c** Analyse nach Überleben und Versterben, $n = 18$

NO proteinbezogen [Median ± 95% - KI]

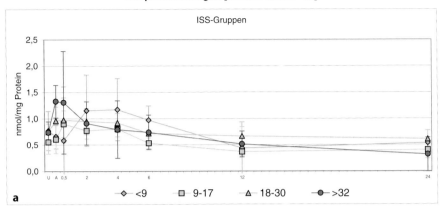

a

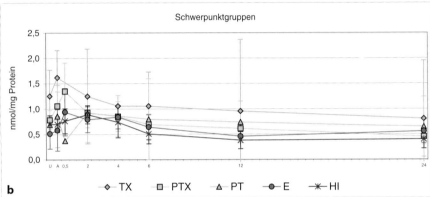

b

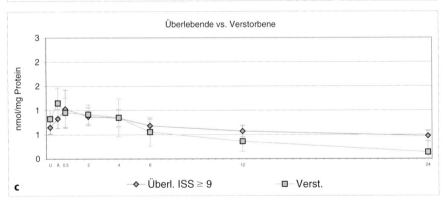

c

Abb. 25a – c. NO(Nitrat/Nitrit)-Spiegel, proteinbezogenen Analyse, **a** Analyse nach Traumaschweregrad (ISS), **b** Analyse nach Verletzungsmuster, *E* Extremitätenverletzung,
TX Thoraxverletzung, *PTX* Mehrfachverletzung mit Thoraxverletzung, *PT* Mehrfachverletzung ohne Thoraxverletzung, *HI* Kopfverletzung, **c** Analyse nach Überleben und Versterben, $n = 18$

Bereits an der Unfallstelle und kurz danach haben die verstorbenen Patienten etwas höhere Plasmawerte an Nitrat/Nitrit als Überlebende. Dieses Verhältnis scheint sich jedoch 6 h nach Aufnahme umzudrehen – mit geringeren Werten – für Verstorbene gegenüber Überlebenden.

5
Diskussion

In der vorliegenden Studie gelang es erstmals, an einem großen Patientenkollektiv von 100 prospektiv erfaßten Fällen die primäre Blutentnahme bereits an die *Unfallstelle* zu verlagern und zwar *vor* Volumengabe. Zudem war das Studiendesign so einheitlich angelegt, daß eine Vergleichbarkeit aller Patienten gewährleistet war. Grundlage für diesen Erfolg waren mehrere Voraussetzungen:

Erstens war schnellstmögliche Hilfe innerhalb von wenigen Minuten durch den Rettungshubschrauber gegeben.

Zweitens bestimmte das Forschungsdesign, daß immer ein zweiter medizinisch erfahrener Retter an Bord war, so daß allezeit die Unabhängigkeit der medizinischen Notfallversorgung des Patienten garantiert war.

Der dritte wichtige Punkt war, daß mit Hilfe einer an Bord befindlichen Expeditionszentrifuge die ersten Blutproben direkt vor Ort, spätestens während des Fluges verarbeitet werden konnten.

5.1
Demographische Daten

Die Auswertung der 94 vollständigen Datensätze von 100 prospektiv erfaßten Patienten ergab überraschender Weise eine Aufschlüsselung, die den Charakter einer populationsbasierten Erhebung hat. Denn die Zahlen sind durchaus repräsentativ, wenn man sie mit den ca. 2 000 bundesweit erfaßten Patienten vergleicht, die im Traumaregister der DGU (DGU 98) archiviert sind und durch die Arbeitsgemeinschaft „Polytrauma" ausgewertet werden. So ist in unserer Erhebung das Durchschnittsalter von 37 Jahren in etwa dem des Traumaregisters mit 38,5 Jahren entsprechend. Die am häufigsten betroffene Altersdekade ist jeweils die 3. Dekade. Die Geschlechtsverteilung ist in der Ulmer Studie männlich : weiblich 2 : 1 (DGU 2,6 : 1). Unfallursache Nr. 1 in den Erhebungen ist der Straßenverkehr, mit einer tageszeitlichen Häufung zwischen 12.00 und 19.00 Uhr. In beiden Erhebungen liegt die

Gesamtletalität bei 18% (DGU 18,6%), mit einer sehr hohen Frühletalität (50%) aller Verstorbenen und einer Dominanz des Schädel-Hirn-Traumas als Todesursache in der Frühphase.

Der Traumaschweregrad lag mit einem mittleren ISS von 38 Punkten ($n = 94$) in unserer Erhebung etwas höher als der bundesweite Durchschnitt mit 31 Punkten ($n = 2\,069$).

Nach der bisherigen Auswertung der Patienten ist es erstmals möglich, ein umfassendes biochemisches „Mapping" der Frühphase nach Trauma vorzulegen, das an der Unfallstelle beginnt. Hiermit kann das noch fehlende biochemische „Zeitfenster" in der Frühphase nach Trauma geschlossen werden.

5.2
Verdünnungseffekt

Diese Studie hat klar ergeben, daß es insbesondere in dieser Frühphase (bis 24 h) unerläßlich ist, den bei jedem (Poly-)Trauma immer zu erwartenden Verdünnungseffekt zu berücksichtigen. Letzterer beruht darauf, daß primär in Abhängigkeit vom augenscheinlichen Schweregrad des Traumas, später auch unter den klinikinternen Bedingungen der notwendigen Diagnostik und intensivmedizinischen Behandlung innerhalb der ersten 24 h höchst unterschiedliche Mengen an Infusionslösungen verabreicht werden. Die applizierten Volumina innerhalb des ersten Tages reichen von 2,5 l bei als „leicht verletzt" klassifizierten Patienten bis über 40 l bei Schwerstverletzten.

Im Gegensatz zu tierexperimentellen traumatisch-hämorrhagischen Schockmodellen mit kontrolliertem Blutverlust und standardisierter Volumengabe [124; 125] ist der Volumenersatz bei mehrfach verletzten Patienten am Unfallort aggressiv und insbesondere uneinheitlich [87; 117]. Die hierbei verabreichten Mengen an Elektrolyt- und kolloidalen Lösungen richten sich wegen des unbekannten Blutverlusts hauptsächlich nach den Verdachtsdiagnosen des Notarztes und dem vermuteten Volumenbedarf. Nach Aufnahme in die Klinik wird während der Diagnostik, vor allem aber während einer Operation und der sich anschließenden Intensivüberwachung weiterhin Flüssigkeit zugeführt. So erhalten Patienten mit verschiedenen Schweregraden der Verletzung und Behandlungsmaßnahmen mit größter Wahrscheinlichkeit unterschiedliche Volumenmengen. Eine diskrepante Volumengabe ist jedoch auch bei (annähernd) gleichen Diagnosen und Verletzungsmustern möglich.

Aufgrund dieser Beobachtung stellte sich uns die Frage, inwieweit diese initialen Infusionsmengen über einen unbekannten Verdünnungseffekt auch die Interpretation von biochemischen Verlaufsparametern beeinflussen (können).

Durch die meist kontinuierliche Volumeninfusion erhalten traumatisierte Patienten bereits ab dem Unfallort in den ersten 24 h in höchstem Maß unterschiedliche Volumina. Auch die Infusionsgeschwindigkeit, über 2 oder 3 venöse Zugänge stark forcierbar, ist nicht einheitlich und trägt dadurch zu mittelfristigen Änderungen von Hämatokrit und Hämoglobingehalt bei [33]. Solche unkalkulierbaren Verdünnungseffekte lassen einen Vergleich biochemischer Daten von Patienten sogar innerhalb derselben Traumastudie nicht uneingeschränkt zu. Erst recht gilt eine derartig erschwerte Interpretation der Ergebnisse bei einer Gegenüberstellung mit anderen Studien. Hinzukommt, daß oft insbesondere die in der Frühphase, d. h., in den ersten 24 h infundierten Flüssigkeitsmengen unbekannt sind, weil sie zumindest nicht mitgeteilt werden. Somit ist u. E. die Vergleichbarkeit und Deutung biochemischer Parameter [16; 17; 42; 117] und deren Zeitverlauf [87; 88] in dieser wichtigen Frühphase nicht gewährleistet. Dies gilt um so mehr für Patienten mit differenten Verletzungsmustern und diversen Schweregraden, obgleich den unterschiedlichen ISS-Gruppen auch entsprechende Verdünnungsstufen zugeordnet werden können.

Tierexperimentelle Studien belegen zwar einen volumenabhängigen proportionalen Abfall des Hämatokrits nach Infusion sowohl kristalliner als auch kolloidaler Lösungen [48; 102; 118], gehen aber nicht genauer auf den aktuellen Proteingehalt im Plasma ein. In der vorliegenden klinischen Studie, bei der sämtliche Arten von applizierten Flüssigkeiten zur Berechnung mit einbezogen wurden, korreliert in der Akutphase die Proteinkonzentration im Plasma so gut mit dem normalerweise als „ideal" angesehenen Hämatokritwert, daß diese durchaus als Maß einer Verdünnung herangezogen werden kann (Abb. 4). Ein weiterer Vorteil dieses Parameters – neben seiner Unabhängigkeit von „Bluttransfusionen" – ist, daß er in der identischen Blutprobe wie die biochemischen Variablen gemessen wird.

Erklärungsmöglichkeit und Vergleichbarkeit der Reaktionsfolge unterschiedlicher Traumen sind jedoch von großer Bedeutung, insbesondere wenn an biochemischen Parametern orientierte neue Behandlungsstrategien entwickelt werden sollen, deren „Wirkort und Zeit" in der präklinischen und frühen klinischen Phase zu sehen ist.

Eine Aussage über mögliche Änderungen oder die Unabhängigkeit der Bioaktivität von Mediatoren (Plasmaproteinbindung) kann hierbei allerdings nicht gemacht werden. Sie ist in der vorliegenden Arbeit auch nicht beabsichtigt.

Deshalb wurde in der vorliegenden Studie für die ersten 24 h zusätzlich zu den „normal" erhobenen Werten immer und prinzipiell eine Umrechnung aller im Blut/Plasma gemessenen Parameter und Faktoren auf den jeweiligen individuellen Proteinwert durchgeführt. Damit wird einerseits jedem möglichen Verdünnungseffekt Rechnung getragen, andererseits können so unsere Daten von anderen Arbeitsgruppen mit deren eigenen Ergebnissen verglichen werden. Der Vollständigkeit und des Vergleiches halber sind sämtliche Daten mit und ohne proteinbezogene Umrechnung in den Abbildungen und Tabellen dargestellt.

5.3
Mediatoren ohne relevante Dynamik

Die Mediatoren TNFα (Tabelle 6) und *Interleukin-1α* (Tabelle 7) wurden bestimmt, da in der internationalen Literatur diesen beiden Substanzen große Bedeutung hinsichtlich des „Erkennens" von Überleben bzw. Versterben zugeordnet wird [53; 58; 73; 73; 97; 100; 106; 128; 129]. Darüber hinaus sollen sie auch als Hinweis des Traumaschweregrades gelten und einen prädiktiven Nutzen haben [18].

Aufgrund einiger dieser Berichte wurden auch Therapien, die auf dem Einsatz von spezifischen Antagonisten basieren, versucht. Diese scheiterten mehrheitlich [18; 26].

Während einige Autoren [23; 44] eine frühe Freisetzung von TNFα nach Trauma postulieren und den Nichtnachweis anderer Gruppen auf die zu späte Probenentnahme beziehen [23], fanden andere Gruppen unveränderte oder eher niedrige Werte [38; 55; 57; 95].

Im Gegensatz zu diesen in der Literatur vorliegenden Daten lassen sich aus unseren Studienergebnissen bislang keine sinnvollen Zuordnungen dieser beiden Mediatoren ableiten, weder zum Schweregrad noch zum Schwerpunkt eines Traumas. Die Plasmakonzentration von TNFα hat allenfalls bei Patienten, die versterben, eine Tendenz zu niedrigeren Werten als bei überlebenden Patienten. Ein klarer oder gar statistisch faßbarer Hinweis für eine wie auch immer definierte Prognose findet sich nicht.

Das hier Gesagte gilt auch unter Berücksichtigung eines Verdünnungseffekts. Zudem ist generell sowohl für TNFα als auch für IL-1α festzuhalten, daß sich die gemessenen Konzentrationen immer im Bereich der unteren Nachweisgrenze bewegen.

Es gibt Hinweise, daß ein Trauma zu einer verminderten oder erhöhten IL-2 Produktion führt [95; 106]. Andere Autoren finden, vergleichbar mit unseren Daten, keine posttraumatische Dynamik, zumindest nicht in der Frühphase [13].

Da der lösliche *Interleukin-2-Rezeptor* (Tabelle 8) ein biochemischer Marker ist, der in der Regel erst sekundär freigesetzt wird, läßt sich erwartungsgemäß aus seinen Verläufen zwischen der Dynamik im Plasma einerseits und dem Traumaschweregrad oder Verletzungsmuster andererseits kein Zusammenhang erkennen.

Interleukin-12 (IL-12) ist ein proinflammatorisches Zytokin, das wie

Interferon-γ die zelluläre Immunantwort auslöst und einen protektiven Effekt während einer experimentellen Endotoxinämie ausübt. Beschrieben ist eine vermehrte Freisetzung bei Trauma [20; 39; 68; 103].

Die Plasmakonzentrationen von *Interleukin-12* (Tabelle 9) bewegen sich, relativ zu den bekannten Normwerten, im unteren Bereich. Eine diskriminierende Dynamik im Hinblick auf Schweregrad oder Muster der erlittenen Verletzung läßt sich innerhalb des Beobachtungszeitraums nie feststellen. Insbesondere konnte die berichtete betonte Freisetzung bei Frakturen [39] in unserer Studie nicht beobachtet werden.

Nach Untersuchungen von Scannell et al. [92] ist, allerdings bei nur 10 Patienten gezeigt, die Expression von *Adhäsionsmolekülen* nach Trauma bereits bei einem ISS von 17 ± 8 vermindert. Dies entspricht unseren Beobachtungen von deutlich reduzierten Plasmaspiegel löslichen Adhäsionsmolekülen in der Frühphase nach Trauma. Die löslichen Adhäsionsmoleküle *sELAM*, *sICAM* und *sVCAM* (Tabelle 10 – 12) zeigen im Beobachtungszeitraum nur geringgradige Freisetzungsreaktionen. Insbesondere sICAM und sVCAM lassen keinen Unterschied zwischen Traumaschweregrad und Verletzungsmuster erkennen. Einzig sELAM diskriminiert nach Umrechnung auf den individuellen Proteingehalt der Probe und unter Ausschluß von Verdünnungseffekten zwischen Schwerst- und Leichtverletzten. Insgesamt erscheint aber der Grad der Freisetzung von Adhäsionsmolekülen und proinflammatorischen Zytokinen nach Trauma mit steigendem Schweregrad der Verletzung abzunehmen. Bei der Interpretation der Ergebnisse muß man allerdings grundsätzlich berücksichtigen, daß Infusionslösungen wie HAES die Plasmaspiegel der Adhäsionsmoleküle sELAM und sICAM beeinflussen können [7]. Da unserer Studie jedoch ein einheitliches Infusionsregime zugrunde liegt, sollten diese Einflüsse keine große Rolle spielen.

Unsere Beobachtungen unterstützten Ergebnissen der Arbeitsgruppe aus Zürich [18], die berichtete, daß mit zunehmendem Schweregrad des Traumas die Plasmakonzentrationen der natürlichen Rezeptorantagonisten steigen. Somit sind verminderte Plasmaspiegel bzw. eingeschränkte Wirkungen der Zytokine zu erwarten.

Um Auswirkungen von *Sauerstoffradikalen* abschätzen zu können [35; 50; 74; 82], wurde einmal die Konzentration von *Glutathion* gemessen, eines der wichtigsten körpereigenen Radikalenfänger. Zum anderen wurden die Endprodukte einer bereits stattgefundenen Lipidperoxidation der Zellmembranen – *konjugierte Diene, Malondialdehyd* – erfaßt [59; 96].

Von den sog. Lipidperoxidationsprodukten war Malondialdehyd bei Patienten mit Kopfverletzungen bereits an der Unfallstelle sichtlich ($p < 0,05$) erhöht, die Werte kehrten aber innerhalb von $2 - 4$ h nach dem Unfall bei allen Patienten in den Normbereich zurück. Die Aufschlüsselung nach Schweregrad der Verletzung erbrachte innerhalb der ersten Stunde nach dem Unfall bei allen Patienten – ausgenommen den Schwerstverletzten (ISS > 32), welche tendenziell eher zu niedrige Werte aufwiesen – einen Anstieg. Aber auch hier war immer innerhalb des ersten Tages eine Normalisierung zu beobachten.

Die Plasmakonzentrationen der konjugierten Diene waren unabhängig von Muster und Schweregrad des Traumas zunächst in den ersten Stunden nach dem Unfall normal bis eher erniedrigt. Ab der zweiten Stunde nach stationärer Aufnahme stiegen die Werte bei Patienten mit Extremitätenverletzung sowie Polytrauma ohne Thoraxbeteiligung an. Die Gruppierung nach den ISS-Werten dokumentierte zwar immer eine Zunahme der Konzentrationen nach der Klinikaufnahme, doch waren diese Anstiege uneinheitlich und konnten keinem bestimmten Schweregrad zugeordnet werden.

Der Gehalt an Glutathion war bereits an der Unfallstelle insbesondere bei Patienten mit isolierter Thoraxverletzung sowie bei Polytraumen ohne Thoraxbeteiligung extrem ($p < 0,01$) erhöht. Innerhalb der nächsten 2 – 3 h fielen diese hohen Spiegel zwar wieder ab, insgesamt blieben sie aber über den gesamten Beobachtungszeitraum, vorwiegend bei polytraumatisierten Patienten, über die Normwerte erhöht. Entsprechend der ISS-Gruppierung hatten schwer- und schwerstverletzte Patienten auch unmittelbar an der Unfallstelle hohe Glutathionwerte. Diese kehrten ebenfalls innerhalb von 2 – 3 h in den Normbereich zurück.

Die systemisch erfaßbaren Substanzen einer sog. *Lipidperoxidation* von Zellmembranen zeigen über den gesamten Beobachtungszeitraum uneinheitliche Verläufe. Dies bedeutet, daß von diesen Parametern leider keine Hilfe für eine Diskrimination zwischen den unterschiedlichen Schweregraden eines Traumas oder dem Muster bzw. Schwerpunkt einer Verletzung zu erwarten ist.

5.4
Mediatoren mit relevanter Dynamik

Die Angaben zur Freisetzungsreaktion von *PMN-Elastase* sind unterschiedlich [15; 63; 83; 88; 122; 123; 129]. Mehrheitlich geht man von einer erhöhten Freisetzungsreaktion in Abhängigkeit vom Trauma bzw. bei letalem Ausgang aus.

Die von aktivierten neutrophilen Granulozyten (PMN) freigesetzte *Elastase* (Abb. 8 und 9) ist – wie nach der Literatur zu erwarten – bei Schwerverletzten innerhalb der ersten 24 h in wesentlich höherem Maß nachweisbar als bei Leichtverletzten. Vergleichbar zu anderen Studien ist bei uns auch eine Differenzierung zwischen Patienten, die sekundär versterben, und Patienten mit unkompliziertem Heilungsverlauf möglich. Zu betonen ist dabei, daß diese Unterscheidung schon sehr früh möglich erscheint (< 24 h).

Dennoch erscheint die Elastase aus unserer Sicht kein Mediator mit einer frühen prognostisch relevanten Aussage zu sein [30; 63; 83; 122].

Ungeklärt ist in dieser frühen Phase auch die beobachtete Interaktion von sICAM und Elastase [3], da wir keine erhöhten sICAM-Spiegel in den Fällen mit Elastase Anstieg feststellen konnten.

Die *CRP* -Werte (Tabelle 4) wurden gemessen, da dieses Akutphaseprotein in der internationalen Literatur als guter Parameter zur Evaluierung des Schweregrades eines Traumas gilt und in ähnlichen Studien berücksichtigt worden ist [27; 31; 36; 81; 123]. Die in unserer Studie erhobenen Daten belegen erwartungsgemäß, daß es nach der hepatischen Induktionsphase, die 6 h dauert, zu einem vom Traumaschweregrad abhängigen Anstieg dieses Parameters kommt. Das CRP wird am stärksten bei den schwerstverletzten Patienten und am geringsten bei den Leichtverletzten generiert. Darüber hinaus kommt ebenfalls klar zur Darstellung, daß die Freisetzung von CRP im wesentlichen unabhängig von Verdünnungseffekten erscheint. Dieser augenscheinliche Widerspruch löst sich auf, wenn man berücksichtigt, daß dieses Protein erst 12 h nach dem Unfallereignis nachweisbar wird. Der Verdünnungseffekt spielt in diesem späten Zeitrahmen wohl keine wesentliche Rolle mehr.

Die *Kreatininkinase* (Tabelle 5) wurde gemessen, da deren Nachweis einen Anhaltspunkt für das Ausmaß der Gewebsschädigung gibt [105]. Insbesondere die Zerstörung der Muskulatur kann einen Anstieg bewirken [66; 80].

Es zeigt sich erwartungsgemäß eine verstärkte und vom Traumaschweregrad abhängige Freisetzungsreaktion. Dabei auffallend ist die deutliche Freisetzung von CK bei Verletzungen der Extremitäten, die sogar die Konzentrationen beim Polytrauma übersteigen kann. Dieses Phänomen erklärt sich jedoch leicht durch den begleitenden Weichteilschaden [66], der offensichtlich sekundär durch Knochenfrakturen ausgelöst wird [105].

Darüber hinaus fällt bei der Analyse anhand der Klassifizierung nach den Schwerpunkten des erlittenen Traumas bzw. Verletzungsmuster auf, daß Thoraxverletzungen im Vergleich zu polytraumatisierten Patienten und erst recht im Gegensatz zu Kopfverletzungen eine massive Freisetzungsreaktion ab der 6. Stunde nach stationärer Aufnahme bewirken. Erstaunlich ist, daß die CK-Spiegel bei den Patienten mit überwiegend isolierten Thoraxtraumen (TX) sogar die Werte von denjenigen Patienten übersteigen, die polytraumatisiert sind und gleichzeitig eine Thoraxbeteiligung haben (PTX).

Den CK-Werten kommt in der Frühphase bereits eine Aussagekraft hinsichtlich des zu erwartenden Weichteilschadens zu.

Interleukin-6 ist ein zentrales Zytokin des „acute phase response" auf ein Trauma oder eine Infektion. Dennoch sind lang anhaltende und sehr hohe zirkulierende IL-6-Spiegel bei Patienten nach Trauma, Verbrennung oder elektiver Chirurgie mit Komplikationen und erhöhter Mortalität verbunden (Übersicht bei Biffl et al. [6]).

Interleukin-6 ist ein multifunktionales Zytokin das von einer Vielzahl von Zellen und verschiedensten Bedingungen und Regulationsmechnismen freigesetzt wird [2; 6; 31; 32; 36; 37; 39 – 41; 55; 57; 62; 65; 67; 72; 81; 85; 87; 97; 98; 106; 116; 124; 126; 127; 130].

Trotzdem ist die IL-6 Antwort auf ein Trauma einzigartig konstant und abhängig vom Traumaschweregrad [6].

Die im Plasma gemessenen *Interleukin-6-Spiegel* (Abb. 10, 11) lassen eine dem Verlauf von CRP vergleichbare Dynamik erkennen. Klar unterschiedlich vom sehr spät auftauchenden Akutphaseprotein CRP ist jedoch die zeitliche Abfolge der Freisetzungsreaktion. IL-6 gibt bereits 12 – 24 h früher diese Dynamik zu erkennen. Dazu kommt, daß Interleukin-6 in den „Nativ"-Werten und nach Umrechnung auf die Proteinbasis ganz klar den Traumaschweregrad reflektiert und bereits kurz nach Aufnahme schwer verletzte Patienten deutlich von weniger schwer verletzten unterscheiden läßt.

Die Klassifizierung nach den Verletzungsmustern ergibt, daß polytraumatisierte Patienten bereits bei der Aufnahme in die Klinik deutlich höhere Spiegel haben als die anderen Verletzungsmuster. Ein anderer Aspekt ist, daß bereits 2 h nach stationärer Aufnahme Patienten, die später versterben werden, kontinuierlich höhere IL-6 Werte aufweisen als Überlebende. Interleukin-6 scheint daher tatsächlich ein guter und früh zugänglicher Marker zur Beschreibung des Traumaschweregrades zu sein.

Interleukin-8 (Abb. 12, 13) ist ein dem IL-6 zeitlich nachgeordnetes Zytokin. Seine Wirkung wird allgemein als chemotaktisch und daher ebenfalls als proinflammatorisch interpretiert, wobei seine Freisetzung möglicherweise TNFα-mediiert ist. Die Mehrzahl der Publikationen beschreibt eine initiale Freisetzung [14; 23; 44; 76; 93; 129]. Nur einige berichten über eine verminderte Freisetzung [73; 121] bzw. bringen erhöhte Plasmaspiegel eher mit Infektion und Sepsis in Zusammenhang [107; 127]

Die Plasmakonzentrationen von IL-8 bleiben mit Ausnahme bei den Schwerstverletzten über den gesamten Beobachtungszeitraum nahezu unverändert. Eine klare Freisetzungsreaktion findet sich nur bei Patienten mit einem ISS über 32. Diese sehr früh vermehrte Freisetzung ist in der genannten Gruppe allerdings nur innerhalb der ersten 24 h nachweisbar. Anschließend werden keine gruppenspezifisch oder zeitdynamisch unterschiedlichen Spiegel gefunden.

Eine klare Erhöhung der Plasmaspiegel zeigen Versterbende (Abb. 12).

Eine prädiktive Bedeutung hinsichtlich Überleben oder Versterben kann aus den bisher vorliegenden Daten statistisch nicht erfaßt werden. Die in der Literatur [14; 23; 76; 129] beschriebene initiale Freisetzung stellte sich in unseren Untersuchungen als nicht allgemein gültig dar, sondern ist an die bereits genannten Bedingungen geknüpft.

Prostanoide, als Mediatoren der Frühphase einer inflammatorischen Reaktion [9; 10; 10; 22; 28; 30; 43; 52; 54; 75; 77; 88; 99; 101; 104; 119] wurden in Form der Plasmakonzentrationen von Prostazyklin (PGI$_2$), Thromboxan (TxA$_2$), Prostaglandin (PG)F$_{2\alpha}$ und PGE$_2$ bestimmt.

Die Verlaufsanalyse der Prostanoide ergab, daß diese Mediatoren bereits an der Unfallstelle stark ($p < 0{,}01$) erhöht waren. Insbesondere Patienten der ISS-Werte > 18 hatten die höchsten Werte sowohl für Prostazyklin als auch für Thromboxan (Abb. 14 – 18).

Von den Prostanoiden wird *Prostazyklin* (Abb. 14, 15) initial in Abhängigkeit vom Traumaschweregrad freigesetzt. Dies schlägt sich einerseits deutlich bei den schwerstverletzten Patienten nieder. Darüber hinaus werden bei der Klassifizierung nach dem Verletzungsmustern einmal initial deutlich höhere Spiegel nach Thoraxtraumen aber auch nach Mehrfachverletzung einschließlich Thoraxtrauma ersichtlich. Am geringsten ausgeprägt ist diese Reaktion bei HI Patienten. Eine Diskrimination zwischen Überleben und Versterben läßt sich nicht eruieren.

Eine klare schweregradabhängige Freisetzung des PGI$_2$, wie sie Pasquale et al. [77] berichten und bei Interleukin 6 gefunden wird, läßt sich in unseren Untersuchungen nicht zeigen. Hier kann der Zeitunterschied in der Probenerfassung eine Rolle spielen.

Sein spezifischer Antagonist, das *Thromboxan* (Abb. 16 und 17), wird ebenfalls initial bei den schwerstverletzten Patienten deutlich erhöht freigesetzt. Anschließend nehmen die Plasmakonzentrationen wieder ab. Das vom Körper angestrebten Prostazyklin-Thromboxan-Gleichgewicht bleibt aber im wesentlichen erhalten. TXB zeigt eine wesentlich deutlichere schweregradabhängige Freisetzungsreaktion als PGI$_2$.

Die in Vorarbeiten beobachtete Freisetzung von Thromboxan bei Thoraxbeteiligung wurde wieder bestätigt [27; 28; 30] [43].

Die Freisetzung von *Prostaglandin F$_{2\alpha}$* (Abb. 18 und 19), dessen Ursprungsort überwiegend im Lungengewebe [28] liegt, zeigt bereits bei der Klinikaufnahme einen geringen Unterschied zwischen Schwerst- und Leichtverletzten, insbesondere unter Berücksichtigung des Verdünnungseffekts. Diese Differenz bleibt innerhalb der nächsten 6 h bestehen.

Auch das Muster der Verletzung scheint eine große Rolle zu spielen. So weisen Mehrfachverletzte, insbesondere solche mit einer Beteiligung des Thorax (PTX), deutlich höhere Werte auf als die anderen Verletzungsschwerpunkte, insbesondere unter Berücksichtigung des Verdünnungseffekts. Auch für dieses Prostanoid gilt, daß die Verstorbenen in der Frühphase nach Trauma deutlich höhere Werte erkennen lassen.

Dem *Prostaglandin E$_2$* wird eine zentrale Rolle in der inflammatorischen

Antwort zugesprochen, da hier ein direkte Beziehung zur Makrophagenre-
aktion zu sehen ist [22; 25; 52; 77; 88; 101; 119].

Das *Prostaglandin E$_2$* (Abb. 20 und 21) wird – ähnlich wie alle anderen
Substanzen dieser Stoffklasse – initial drastisch vermehrt freigesetzt, insbesondere bei den Schwerstverletzten (ISS > 32). Im Vergleich der Schwer-
punkte der Verletzungen sowie mit den anderen Prostanoiden haben polytraumatisierte Patienten mit einer Thoraxverletzung (PTX) die ausgepräg-
teste Reaktion, gefolgt von Polytraumatisierten ohne Thoraxverletzung
(PT). Die Unterschiede sind überwiegend in den ersten Stunden nach
Trauma nachweisbar.

Auch hier sind bei den verstorbenen Patienten deutlich erhöhte Werte
nachweisbar. Vergleichbar und ebenfalls vom Verletzungsgrad abhängig
wurde Prostaglandin E$_2$ in der Frühphase nach Trauma freigesetzt.

Die hier bestimmten Prostanoide haben eine relative prognostische
Bedeutung im Hinblick auf die Art der Verletzung (Thorax) [28; 30; 43; 69]
und ihr Ausmaß (Intensität) [10; 77].

Aufgrund der komplexen biochemischen Bestimmungsreaktion wird
eine klinische Relevanz nicht zu erwarten sein (Zeitfaktor). Für experimen-
telle Untersuchungen sind sie wichtige Bestandteile zur Charakterisierung
der inflammatorischen Antwort.

Die traumabedingte Freisetzung von *NO* erscheint in unserer Studie
unabhängig vom Schweregrad der Verletzung zu sein [29]. Diese Beobachtung steht im Gegensatz zu den Angaben von Schlag et al. [84; 94], die an
einem Traumaprimatenmodell keine erhöhten NO-Spiegel nach Verletzung
fanden. Gamelli et al. [24] wiederum beschreiben im Gegensatz eine erhöhte
NO Freisetzung in Abhängigkeit von der Ausdehnung einer Verbrennung.
Im letzteren Fall spielen wohl zusätzliche Faktoren wie Verletzungsmuster
oder eine evtl. beginnende Sepsis nach Verbrennung eine Rolle [79]. Jene
Vermutung (Verletzungsmuster abhängig) wird durch unsere Ergebnisse
unterstützt. Diese belegen, daß die Art der Verletzung für die NO Freisetzung von Bedeutung ist. Mehrfachverletzungen ohne (PT) oder mit Beteiligung des Thorax (PTX) zeigen im Gegensatz zu Monoverletzungen wie SHT
oder Frakturen trotz teilweise vergleichbaren ISS-Werten die höchste Freisetzungsreaktion.

Berücksichtigt man nun die Berichte von Naziri et al. [64], kann man dar-
aus folgern, daß der Ursprungsort dieses NO in den Alveolarmakrophagen
(MΦ) zu suchen ist. Diese Interpretation wird unterstützt durch unsere
Ergebnisse zur Freisetzung von Prostanoiden bei Thoraxtrauma [28]. Diese
Untersuchungen legen die Vermutung nahe, daß das Lungengewebe einer
der Hauptmotoren der inflammatorischen Traumareaktion darstellt.

Diese Hypothese wird weiter unterstützt durch die Berichte von Thomae
et al. [108], der kürzlich darlegte, daß die glatte Muskulatur der Rattenpul-

monalarterie (RPASM) maximal NO generiert, sobald sie inflammatorischen Zytokinen wie TNFα und IFN-γ ausgesetzt wird. Die Vorstellung dieser Autoren ist, daß NO, produziert von zytokinstimulierter RPASM einen lokalen zytotoxischen Effekt auf Endothelzellen (in Kokultur) ausübt. Sie schlossen daraus, daß dieses NO, generiert in der Gefäßwand, eine der Hauptursachen für die akute Lungenschädigung nach Trauma oder bei Sepsis ist. Diese Annahme ist in guter Anlehnung an unsere Daten, d. h., Patienten mit Thoraxverletzung (TX und PTX) (aber auch die Versterbenden) zeigen eine betonte Freisetzungsreaktion an NO.

Vor dem Hintergrund inkonsistenter Berichte ist jede Form der NO-bezogenen Freisetzung schwierig zu definieren. Offensichtlich ist die Charakteristik dieses Moleküls – auf der Basis einer Hämorrhagie unter Laborbedingungen – deutlich differierend zu einem verletzungsbedingten Blutverlust solange dieser nicht ein lebensbedrohliches Ausmaß annimmt. In diesem Zusammenhang formulierten 1996 Schlag und Redl [94]: „... following hemorrhagic shock we could not detect a high level of nitrate/nitrite formation as a sign of NO formation in our baboon model".

Basierend auf unseren Untersuchungen ist die beobachtete NO Überproduktion eher ein Indikator für (mögliche) Komplikationen.

Zusammenfassend gibt es viele kontroverse, von Tiermodellen abgeleitete Beobachtungen bezüglich der NO Freisetzung bei nach Trauma induziertem hämorrhagischem Shock. Zudem bleibt unklar, ob diesem Faktor eine protektive oder schädliche Wirkung zukommt.

Unsere Analyse, abgeleitet von der klinischen Situation der Verletzten, weist darauf hin, daß die erhöhte NO-Produktion in der sehr frühen Phase nach Trauma durch eine schwere Gewebsschädigung (hoher ISS Wert) und/oder Thoraxverletzung verursacht ist. Auf der anderen Seite kann aus unseren Daten keine therapeutische Strategie abgeleitet werden.

6
Zusammenfassung

Die Bedeutung dieser Studie liegt zum gegenwärtigen Zeitpunkt darin, daß erstmals biochemische Daten aus der frühesten Phase nach einem Trauma, d. h. direkt am Unfallort erhoben und ausgewertet werden konnten.

Ein weiterer Vorteil ist, daß diese Daten aus der (Prä-)Klinik ebenfalls erstmalig die Interpretation von biochemischen Reaktionen zulassen, die sich bislang überwiegend auf tierexperimentelle und/oder Laboruntersuchungen stützten bzw. in klinischen Studien zu einem wesentlich späteren Zeitpunkt begonnen wurden, wenn davon auszugehen ist, daß ein Großteil der Reaktionen bereits abgelaufen oder zumindest initiiert worden ist.

Die somit erreichbaren Interpretationsmöglichkeiten erscheinen in völlig neuem Licht, da die Weichenstellung für das weitere Schicksal des betroffenen Patienten eben in der Frühphase nach Trauma erfolgt und alle Rettungs- und Reanimationsmaßnahmen zu diesem Zeitpunkt durchgeführt werden. Folglich sind unsere Daten von großem Wert für die präklinische und frühe klinische Versorgung.

Mit der vorliegenden Studie konnte auch erstmals gezeigt werden, daß Parameter, denen bislang eine hohe Bedeutung im Sinne einer Weichenstellung in der Frühphase nach Trauma zugeordnet wurde, de facto in der Klinik und damit im Gegensatz zur experimentellen Laborsituation eine geringere Bedeutung haben werden. In diesem Zusammenhang sind für die ersten 24 h nach Trauma explizit zu nennen: TNFα, IL-1α, IL2-R und sICAM, sVCAM.

Auch die notwendige scharfe Trennung zwischen mechanischem Trauma und dessen primären (inflammatorischen) Folgen gegenüber anderen inflammatorischen Zuständen wie generalisierte Entzündungen, Sepsis, Schock sowie Verbrennung wird mit unseren Ergebnissen deutlich unterstrichen.

Dies wurde besonders deutlich an den gemessenen Plasmaspiegeln von NO, IL-12, IL-8 und den löslichen Formen der Adhäsionsmoleküle, bei denen eine klare Diskrepanz zu tierexperimentellen Ergebnissen gefunden wurde.

Auf der Grundlage der hier vorgelegten Studie steht unserer Forschungs-
gruppe letztendlich eine gewisse, wenn auch begrenzte Anzahl an Parametern zur Verfügung, mit deren Hilfe Modifikationen im Therapieregime,
insbesondere in der (präklinischen) Frühphase nach Trauma überprüft werden können.

Im einzelnen sind dies CK, IL-6, IL-8, Prostazyklin, Thromboxan und
PGE_2 sowie bedingt die PMN-Elastase.

Dies ist gerade im Hinblick auf eine therapeuisch angestrebte Verbesse-
rung bzw. Prävention einer deletären inflammatorischen Antwortreaktion
auf das Trauma wichtig.

Die eingangs gestellten Fragen stellen sich daher wie folgt dar:

1. Der Nachweis der proinflammatorischen Zytokine TNFα, Interleukin-1α
   und vergleichbarer Substanzen in der präklinischen und klinischen Frühphase nach Trauma hat vermutlich keine klinische Konsequenz. Das
   bedeutet, daß hieraus keine therapeutischen Strategien entwickelt werden können.

2. Als früher Marker des Gesamtschweregrades eines Traumas – und zwar
   unabhängig von der klinischen Situation – scheint sich das Interleukin-6
   herauszukristallisieren. Diese Aussage muß in Zukunft zwar erst noch
   weiter auf ihre generelle Stimmigkeit überprüft werden, daraus leitet sich
   aber die Möglichkeit ab, auf der Grundlage von zwischenzeitlich kom-
   merziell erhältlichen Schnelltests innerhalb von 2 h nach der ersten Blutabnahme den gesamten Traumaschweregrad und damit die Prognose
   zuverlässig abschätzen zu können.

3. Durch den Nachweis bei diesen 100 Patienten, daß den meisten biochemischen Faktoren in der Frühphase nach Trauma eher eine geringere Bedeutung hinsichtlich der Prognose zukommt, konnte das biochemische
   „Mapping" sowohl im Laufe dieser und erst recht für weitere Studien auf
   eine Handvoll von Parametern reduziert werden. Diese werden in der
   Zukunft als Grundlage dienen, nötige und angestrebte Änderungen der
   Versorgungsstrategie zu überprüfen.

4. Aufgrund der bisher erfaßten Anzahl von Patienten kann eine statistisch
   gesicherte Aussage hinsichtlich einer prognostischen Bedeutung nicht
   getroffen werden, wenn auch Hinweise gewonnen wurden (vgl. IL-6).

5. Ein einzelner biochemischer Parameter wird nicht in der Lage sein eine
   prospektive Aussage zuzulassen. Bezüglich der Problematik des Organ-
   versagens kann in der vorliegenden Studie kein Aussage getroffen werden, da dieses Phänomen im Sinne des MOV nicht beobachtet werden
   konnnte.

6. Die Daten bieten eine gute Grundlage für die weitere Erforschung des breiten Feldes „Polytrauma". Insbesondere können die hier vorgelegten Ergebnisse als Grundlage dienen, wenn zukünftige Therapiekonzepte oder Mediator-assoziierte Therapien in diesem zeitlich frühen, vielschichtigen und multifaktoriellen Zeitraum angedacht und entwickelt werden.

Als Vertreter der in Zukunft weiterhin zu prüfenden Mediatoren sind in erster Linie die Zytokine Interleukin-6 und Interleukin-8, die Prostanoide Prostazyklin, Thromboxan und $PGF_{2\alpha}$ sowie in zweiter Linie die Mediatoren PMN-Elastase, sELAM sowie Stickstoffmonoxid zu nennen.

Abschließend ist noch hervorzuheben, daß es aus unserer Sicht erforderlich ist, in den ersten 24 h nach Trauma den Verdünnungseffekt zu berücksichtigen oder zumindest zu überprüfen, um eine mögliche Fehlinterpretation zu vermeiden (vgl. S. 74).

Literatur

1. Angele MK, Smail N, Ayala A, Cioffi WG, Bland KI, and Chaudry IH (1–1999) L-arginine: a unique amino acid for restoring the depressed macrophage functions after trauma-hemorrhage. J Trauma 46(1): 34–41
2. Bank U, Reinhold D, Kunz D, Schulz HU, Schneemilch C, Brandt W, and Ansorge S (2–1995) Effects of interleukin-6 (IL-6) and transforming growth factor-beta (TGF-beta) on neutrophil elastase release. Inflammation 19(1): 83–99
3. Barnett CC Jr, Moore EE, Moore FA, Carl VS, and Biffl WL (6–1996) Soluble ICAM-1 (sICAM-1) provokes PMN elastase release. J Surg Res 63(1): 6–10
4. Baue AE (7–1997) Multiple organ failure, multiple organ dysfunction syndrome, and systemic inflammatory response syndrome. Why no magic bullets? [see comments]. Arch Surg 132(7): 703–707
5. Baue AE, Durham R, and Faist E (8–1998) Systemic inflammatory response syndrome (SIRS), multiple organ dysfunction syndrome (MODS), multiple organ failure (MOF): are we winning the battle? Shock 10(2): 79–89
6. Biffl WL, Moore EE, Moore FA, and Peterson VM (11–1996) Interleukin-6 in the injured patient. Marker of injury or mediator of inflammation? Ann Surg 224(5): 647–664
7. Boldt J, Heesen M, Padberg W, Martin K, and Hempelmann G (6–1996) The influence of volume therapy and pentoxifylline infusion on circulating adhesion molecules in trauma patients. Anaesthesia 51(6): 529–535
8. Boldt J, Wollbruck M, Kuhn D, Linke LC, and Hempelmann G (3–1995) Do plasma levels of circulating soluble adhesion molecules differ between surviving and nonsurviving critically ill patients? Chest 107(3): 787–792
9. Boulanger BR, Stephen D, and Brenneman FD (7–1997) Thoracic trauma and early intramedullary nailing of femur fractures: are we doing harm? J Trauma 43(1): 24–28
10. Carmona RH, Tsao TC, and Trunkey DD (2–1984) The role of prostacyclin and thromboxane in sepsis and septic shock. Arch Surg 119(2): 189–192
11. Champion HR, Copes WS, Sacco WJ, Lawnick MM, Bain LW, Gann DS, Gennarelli T, Mackenzie E, and Schwaitzberg S (5–1990) A new characterization of injury severity. J Trauma 30(5): 539–545
12. Champion HR, Sacco WJ, Copes WS, Gann DS, Gennarelli TA, and Flanagan ME (5–1989) A revision of the Trauma Score. J Trauma 29(5): 623–629
13. Cinat M, Waxman K, Vaziri ND, Daughters K, Yousefi S, Scannell G, and Tominaga GT (7–1995) Soluble cytokine receptors and receptor antagonists are sequentially released after trauma. J Trauma 39(1): 112–118
14. De AK, Kodys K, Puyana JC, Fudem G, Savoie P, and Miller Graziano CL (9–1995) Ele-

vated IL-8 production by trauma patients' monocytes is associated with elevated secretion of TNF alpha. Shock 4(3): 171–177

15. Donnelly SC, MacGregor I, Zamani A, Gordon MW, Robertson CE, Steedman DJ, Little K, and Haslett C (5–1995) Plasma elastase levels and the development of the adult respiratory distress syndrome. Am J Respir Crit Care Med 151(5): 1428–1433

16. Dubick MA and Wade CE (3–1994) A review of the efficacy and safety of 7.5% NaCl/6% dextran 70 in experimental animals and in humans. J Trauma 36(3): 323–330

17. Dubick MA, Zaucha GM, Korte DW Jr, and Wade CE (1–1993) Acute and subacute toxicity of 7.5% hypertonic saline-6% dextran-70 (HSD) in dogs. 2. Biochemical and behavioral responses. J Appl Toxicol 13(1): 49–55

18. Ertel W, Keel M, Bonaccio M, Steckholzer U, Gallati H, Kenney JS, and Trentz O (11–1995) Release of anti-inflammatory mediators after mechanical trauma correlates with severity of injury and clinical outcome. J Trauma 39(5): 879–885

19. Ertel W, Keel M, Marty D, Hoop R, Safret A, Stocker R, and Trentz O (7–1998) Die Bedeutung der Ganzkörperinflammation bei 1278 Traumapatienten. Unfallchirurg 101(7): 520–526

20. Ertel W, Keel M, Neidhardt R, Steckholzer U, Kremer JP, Ungethuem U, and Trentz O (3-1-1997) Inhibition of the defense system stimulating interleukin-12 interferon-gamma pathway during critical Illness. Blood 89(5): 1612–1620

21. Fabian TC, Croce MA, Fabian MJ, Trenthem LL, Yockey JM, Boscarino R, and Proctor KG (7–1995) Reduced tumor necrosis factor production in endotoxin-spiked whole blood after trauma: experimental results and clinical correlation. Surgery 118(1): 63–72

22. Faist E, Schinkel C, and Zimmer S (5–1996) Update on the mechanisms of immune suppression of injury and immune modulation. World J Surg 20(4): 454–459

23. Ferguson KL, Taheri P, Rodriguez J, Tonapi V, Cardellio A, and Dechert R (11–1997) Tumor necrosis factor activity increases in the early response to trauma. Acad Emerg Med 4(11): 1035–1040

24. Gamelli RL, George M, Sharp Pucci M, Dries DJ, and Radisavljevic Z (11–1995) Burn-induced nitric oxide release in humans. J Trauma 39(5): 869–877

25. Gamelli RL, He LK, and Liu H (12–1994) Macrophage suppression of granulocyte and macrophage growth following burn wound infection. J Trauma 37(6): 888–892

26. Gebhard F (4–1997) Mediatoren und Antagonisten bei der Therapie des Polytraumas. Sinnvoll oder Wunschvorstellung? Unfallchirurg 100(4): 324–328

27. Gebhard F, Kaffenberger W, and Hartel W (1994) Peripheral blood immune responses to surgically induced lung tissue injury. Eur Surg Res 26(3): 156–162

28. Gebhard F, Kelbel MW, Strecker W, Kinzl L, and Bruckner UB (5–1997) Chest trauma and its impact on the release of vasoactive mediators. Shock 7(5): 313–317

29. Gebhard F, Nussler AK, Rosch M, Pfetsch H, Kinzl L, and Bruckner UB (10–1998) Early posttraumatic increase in production of nitric oxide in humans. Shock 10(4): 237–242

30. Gebhard FT, Becker HP, Gerngross H, and Bruckner UB (10–1996) Reduced inflammatory response in minimal invasive surgery of pneumothorax. Arch Surg 131(10): 1079–1082

31. Giannoudis PV, Smith MR, Evans RT, Bellamy MC, and Guillou PJ (4–1998) Serum CRP and IL-6 levels after trauma. Not predictive of septic complications in 31 patients. Acta Orthop Scand 69(2): 184–188

32. Giannoudis PV, Smith RM, Banks RE, Windsor AC, Dickson RA, and Guillou PJ (7–1998) Stimulation of inflammatory markers after blunt trauma. Br J Surg 85(7): 986–990

33. Grathwohl KW, Bruns BJ, LeBrun CJ, Ohno AK, Dillard TA, and Cushner HM (1–1996) Does hemodilution exist? Effects of saline infusion on hematologic parameters in euvolemic subjects. South Med J 89(1): 51–55

34. Greenspan L, McLellan BA, and Greig H (1-1985) Abbreviated Injury Scale and Injury Severity Score: a scoring chart. J Trauma 25(1): 60–64

35. Hall, ED (12-1995) Inhibition of lipid peroxidation in central nervous system trauma and ischemia. J Neurol Sci 134 Suppl, 79–83

36. Haupt W, Hohenberger W, Klein P, and Christou NV (9-1995) Detection of neopterin, interleukin-6 and acute-phase proteins as parameters of potential monocyte activation in preoperative patients. Infection 23(5): 263–266

37. Haupt W, Riese J, Mehler C, Weber K, Zowe M, and Hohenberger W (1998) Monocyte function before and after surgical trauma. Dig Surg 15(2): 102–104

38. Hauser CJ, Lagoo S, Lagoo A, Hale E, Hardy KJ, Barber WH, Bass JD, and Poole GV (11-1995) Tumor necrosis factor alpha gene expression in human peritoneal macrophages is suppressed by extra-abdominal trauma. Arch Surg 130(11): 1186–1191

39. Hauser CJ, Zhou X, Joshi P, Cuchens MA, Kregor P, Devidas M, Kennedy RJ, Poole GV, and Hughes JL (5-1997) The immune microenvironment of human fracture/soft-tissue hematomas and its relationship to systemic immunity. J Trauma 42(5): 895–903

40. Hedges S, Svensson M, and Svanborg C (4-1992) Interleukin-6 response of epithelial cell lines to bacterial stimulation in vitro. Infect Immun 60(4): 1295–1301

41. Hisano S, Sakamoto K, Ishiko T, Kamohara H, and Ogawa M (6-1997) IL-6 and soluble IL-6 receptor levels change differently after surgery both in the blood and in the operative field. Cytokine 9(6): 447–452

42. Ho HS, Sondeen JL, Dubick MA, Wade CE, and Gunther RA (4-1996) The renal effects of 7.5% NaCl-6% dextran-70 versus lactated Ringer's resuscitation of hemorrhage in dehydrated sheep. Shock 5(4): 289–297

43. Huang JZ, Yang Z, Wang Z, and Leng H (3-1996) Study on characteristics of blast-fragment combined injury in dogs. J Trauma 40(3 Suppl), S63-S67

44. Jiang J, Tian K, Chen H, Zhu P, and Wang Z (12-1997) Kinetics of plasma cytokines and its clinical significance in patients with severe trauma. Chin Med J Engl 110(12): 923–926

45. Keel M, Ecknauer E, Stocker R, Ungethum U, Steckholzer U, Kenney J, Gallati H, Trentz O, and Ertel W (6-1996) Different pattern of local and systemic release of proinflammatory and anti-inflammatory mediators in severely injured patients with chest trauma. J Trauma 40(6): 907–912

46. Kelly E, Morris SM Jr, and Billiar TR (5-1995) Nitric oxide, sepsis, and arginine metabolism. JPEN J Parenter Enteral Nutr 19(3): 234–238

47. Kinzl L, Gebhard F, and Arand M (8-1996) Polytrauma und Ökonomie. Unfallchirurgie 22(4): 179–185

48. Korosue K, Heros RC, Ogilvy CS, Hyodo A, Tu YK, and Graichen R (10-1990) Comparison of crystalloids and colloids for hemodilution in a model of focal cerebral ischemia. J Neurosurg 73(4): 576–584

49. Korthuis RJ, Anderson DC, and Granger DN (3-1994) Role of neutrophil-endothelial cell adhesion in inflammatory disorders. J Crit Care 9(1): 47–71

50. Kretzschmar M, Pfeiffer L, Schmidt C, and Schirrmeister W (9-1998) Plasma levels of glutathione, alpha-tocopherol and lipid peroxides in polytraumatized patients; evidence for a stimulating effect of TNF alpha on glutathione synthesis. Exp Toxicol Pathol 50(4-6): 477–483

51. Law MM, Cryer HG, and Abraham E (7-1994) Elevated levels of soluble ICAM-1 correlate with the development of multiple organ failure in severely injured trauma patients. J Trauma 37(1): 100–109

52. Lo CJ, Cryer HG, Fu M, and Lo FR (7-1998) Regulation of macrophage eicosanoid generation is dependent on nuclear factor kappaB. J Trauma 45(1): 19–23

53. Majetschak M, Flach R, Heukamp T, Jennissen V, Obertacke U, Neudeck F, Schmit, Neuerburg KP, and Schade FU (12–1997) Regulation of whole blood tumor necrosis factor production upon endotoxin stimulation after severe blunt trauma. J Trauma 43(6): 880–887

54. Malmros C, Blomquist S, Martensson L, and Thorne J (4–1994) Iloprost attenuates trauma-related pulmonary sequestration of leucocytes and platelets. Prostaglandins Leukot Essent Fatty Acids 50(4): 203–210

55. Martin C, Boisson C, Haccoun M, Thomachot L, and Mege JL (11–1997) Patterns of cytokine evolution (tumor necrosis factor-alpha and interleukin-6) after septic shock, hemorrhagic shock, and severe trauma [see comments]. Crit Care Med 25(11): 1813–1819

56. Marzinzig M, Nussler AK, Stadler J, Marzinzig E, Barthlen W, Nussler NC, Beger HG, Morris SM Jr, and Bruckner UB (4–1997) Improved methods to measure end products of nitric oxide in biological fluids: nitrite, nitrate, and S-nitrosothiols. Nitric Oxide 1(2): 177–189

57. McCarter MD, Mack VE, Daly JM, Naama HA, and Calvano SE (1–1998) Trauma-induced alterations in macrophage function. Surgery 123(1): 96–101

58. Miller Graziano CL, Kodys K, Gonzalez F, and Fudem GM (5–1994) Continued tumor necrosis factor receptor expression by trauma patients' monocytes (Mphi) despite TNF alpha secretion. Shock 1(5): 317–32

59. Moch D, Schroppel B, Schoenberg MH, Schulz HJ, Thorab FC, Marzinzag M, Hedlund BE, and Bruckner UB (12–1995) Protective effects of hydroxyethyl starch-deferoxamine in early sepsis. Shock 4(6): 425–432

60. Moore FA, Sauaia A, Moore EE, Haenel JB, Burch JM, and Lezotte DC (4–1996) Postinjury multiple organ failure: a bimodal phenomenon. J Trauma 40(4): 501–510

61. Mutschler W, Marzi I, and Ziegenfuss T (1996) Perspektiven der Polytraumaversorgung. Zentralbl Chir 121(11): 979–984

62. Nast-Kolb D, Waydhas C, Gippner Steppert C, Schneider I, Trupka A, Ruchholtz S, Zettl R, Schweiberer L, and Jochum M (3–1997) Indicators of the posttraumatic inflammatory response correlate with organ failure in patients with multiple injuries. J Trauma 42(3): 446–454

63. Nast-Kolb D, Waydhas C, Jochum M, Duswald KH, Machleidt W, Spannagl M, Schramm W, Fritz H, and Schweiberer L (2–1992) Biochemische Faktoren als objektive Parameter zur Prognoseabschätzung beim Polytrauma. Unfallchirurg 95(2): 59–66

64. Naziri W, Pietsch JD, Appel SH, Cheadle WG, Bergamini TM, and Polk HC Jr (7–1995) Hemorrhagic shock-induced alterations in circulating and bronchoalveolar macrophage nitric oxide production. J Surg Res 59(1): 146–152

65. Neely AN, Hoover DL, Holder IA, and Cross AS (11–1996) Circulating levels of tumour necrosis factor, interleukin 6 and proteolytic activity in a murine model of burn and infection. Burns 22(7): 524–530

66. O'Donnell J and Gleeson AP (9–1998) Exercise-induced rhabdomyolysis. Eur J Emerg Med 5(3): 325–326

67. O'Neill PJ, Ayala A, Wang P, Ba ZF, Morrison MH, Schultze AE, Reich SS, and Chaudry IH (1–1994) Role of Kupffer cells in interleukin-6 release following trauma-hemorrhage and resuscitation. Shock 1(1): 43–47

68. O'Sullivan ST, Lederer JA, Horgan AF, Chin DH, Mannick JA, and Rodrick ML (10–1995) Major injury leads to predominance of the T helper-2 lymphocyte phenotype and diminished interleukin-12 production associated with decreased resistance to infection [see comments]. Ann Surg 222(4): 482–490

69. Obertacke U, Neudeck F, Majetschak M, Hellinger A, Kleinschmidt C, Schade FU,

Hogasen K, Jochum M, Strohmeier W, Thurnher M, Redl H, and Schlag G (7–1998) Local and systemic reactions after lung contusion: an experimental study in the pig. Shock 10(1): 7–12

70. Obertacke U, Neudeck F, Wihs HJ, and Schmit-Neuerburg KP (1–1997) Kostenanalyse der Primarversorgung und intensivmedizinischen Behandlung polytraumatisierter Patienten. Unfallchirurg 100(1): 44–49

71. Oestern HJ, Tscherne H, Sturm J, and Nerlich M (11–1985) Klassifizierung der Verletzungsschwere. Unfallchirurg 88(11): 465–472

72. Ohzato H, Yoshizaki K, Nishimoto N, Ogata A, Tagoh H, Monden M, Gotoh M, Kishimoto T, and Mori T (2–1992) Interleukin-6 as a new indicator of inflammatory status: detection of serum levels of interleukin-6 and C-reactive protein after surgery. Surgery 111(2): 201–209

73. Ostrowski K, Hermann C, Bangash A, Schjerling P, Nielsen JN, and Pedersen BK (12–15–1998) A trauma-like elevation of plasma cytokines in humans in response to treadmill running. J Physiol Lond 513(Pt 3): 889–894

74. Osuna E, Perez Carceles MD, Garcia Lorente A, Sanchez Hanke M, Vieira DN, Carvalho L, Puschel K, and Luna A (1998) Lipid peroxidation in lung tissue after chest trauma and correlation with the duration of the post-trauma survival period. Int J Legal Med 111(5): 256–260

75. Pape HC, Dwenger A, Grotz M, Kaever V, Negatsch R, Kleemann W, Regel G, Sturm JA, and Tscherne H (8–1994) Does the reamer type influence the degree of lung dysfunction after femoral nailing following severe trauma? An animal study. J Orthop Trauma 8(4): 300–309

76. Partrick DA, Moore FA, Moore EE, Biffl WL, Sauaia A, and Barnett CC Jr (11–1996) Jack A Barney Resident Research Award winner. The inflammatory profile of interleukin-6, interleukin-8, and soluble intercellular adhesion molecule-1 in postinjury multiple organ failure. Am J Surg 172(5): 425–429

77. Pasquale MD, Cipolle MD, Monaco J, and Simon N. (7–1996) Early inflammatory response correlates with the severity of injury. Crit Care Med 24(7): 1238–1242

78. Peitzman AB, Billiar TR, Harbrecht BG, Kelly E, Udekwu AO, and Simmons RL (11–1995) Hemorrhagic shock. Curr Probl Surg 32(11): 925–1002

79. Preiser JC, Reper P, Vlasselaer D, Vray B, Zhang H, Metz G, Vanderkelen A, and Vincent JL (3–1996) Nitric oxide production is increased in patients after burn injury. J Trauma 40(3): 368–371

80. Provan I, Murray C, Mansberg VJ, and Rossleigh MA (7–1997) Intense muscle uptake of Tc-99m MDP and Ga-67 citrate in massive rhabdomyolysis. Clin Nucl Med 22(7): 463–466

81. Pullicino EA, Carli F, Poole S, Rafferty B, Malik ST, and Elia M (1990) The relationship between the circulating concentrations of interleukin 6 (IL-6): tumor necrosis factor (TNF) and the acute phase response to elective surgery and accidental injury. Lymphokine Res 9(2): 231–238

82. Rabl H, Khoschsorur G, and Petek W (9–1995) Antioxidative vitamin treatment: effect on lipid peroxidation and limb swelling after revascularization operations. World J Surg 19(5): 738–744

83. Redl H, Schlag G, Bahrami S, Davies J, Jochum M, and Bengtsson A (1994) Experimental and clinical evidence of leukocyte activation in trauma and sepsis. Prog Clin Biol Res 388, 221–245

84. Redl H, Schlag G, Bahrami S, and Yao YM (5–1996) Animal models as the basis of pharmacologic intervention in trauma and sepsis patients. World J Surg 20(4): 487–492

85. Rixen D, Siegel JH, and Friedman HP (10–1996) „Sepsis/SIRS," physiologic classifica-

tion, severity stratification, relation to cytokine elaboration and outcome prediction in posttrauma critical illness. J Trauma 41(4): 581–598

86. Rose S and Marzi I (8–1998) Mediators in polytrauma–pathophysiological significance and clinical relevance. Langenbecks. Arch Surg 383(3–4): 199–208

87. Roumen RM, Hendriks T, van-der-Ven Jongekrijg J, Nieuwenhuijzen GA, Sauerwein RW, van-der Meer JW, and Goris RJ (12–1993) Cytokine patterns in patients after major vascular surgery, hemorrhagic shock, and severe blunt trauma. Relation with subsequent adult respiratory distress syndrome and multiple organ failure. Ann Surg 218(6): 769–776

88. Roumen RM, Redl H, Schlag G, Zilow G, Sandtner W, Koller W, Hendriks T, and Goris RJ (3–1995) Inflammatory mediators in relation to the development of multiple organ failure in patients after severe blunt trauma. Crit Care Med 23(3): 474–480

89. Sauaia A, Moore FA, Moore EE, and Lezotte DC (5–1996) Early risk factors for postinjury multiple organ failure. World J Surg 20(4): 392–400

90. Sauaia A, Moore FA, Moore EE, Moser KS., Brennan R, Read RA, and Pons PT (2–1995) Epidemiology of trauma deaths: a reassessment. J Trauma 38(2): 185–193

91. Sauaia A, Moore FA, Moore EE, Norris JM, Lezotte DC, and Hamman RF (8–1998) Multiple organ failure can be predicted as early as 12 hours after injury. J Trauma 45(2): 291–301

92. Scannell G, Waxman K, Vaziri ND, Zhang J, Kaupke CJ, Jalali M, and Hect C (10–1995) Effects of trauma on leukocyte intercellular adhesion molecule-1, CD11b, and CD18 expressions. J Trauma 39(4): 641–644

93. Schinkel C, Faist E, Zimmer S, Piltz S, Walz A, Rose R, Hocherl E, Herndon D, and Schildberg FW (10–1996) Kinetics of circulating adhesion molecules and chemokines after mechanical trauma and burns. Eur J Surg 162(10): 763–768

94. Schlag G and Redl H (5–1996) Mediators of injury and inflammation. World J Surg 20(4): 406–410

95. Schmand JF, Ayala A, and Chaudry IH (7–1994) Effects of trauma, duration of hypotension, and resuscitation regimen on cellular immunity after hemorrhagic shock [see comments]. Crit Care Med 22(7): 1076–1083

96. Schroppel B, Moch D, Marzinzig M, and Bruckner UB (7–1997) Effects of hydroxyethyl starch-deferoxamine on arachidonic acid metabolism and small bowel wall perfusion in early sepsis. J Invest Surg 10(4): 173–182

97. Seekamp A, Jochum M, Ziegler M van, Griensven M, Martin M, and Regel G (5–1998) Cytokines and adhesion molecules in elective and accidental trauma-related ischemia/reperfusion. J Trauma 44(5): 874–882

98. Segal JL, Gonzales E, Yousefi S, Jamshidipour L, and Brunnemann SR (1–1997) Circulating levels of IL-2R, ICAM-1, and IL-6 in spinal cord injuries. Arch Phys Med Rehabil 78(1): 44–47

99. Shapira Y, Talmor D, Artru AA, Rubin M, Holkuvski A, Merkind V, and Kaplanski J (4–1998) Effects of closed head trauma and lipopolysaccharide on body temperature, brain tissue water content, and PGE2 production in rats. J Neurosurg Anesthesiol 10(2): 94–100

100. Shijo H, Iwabuchi K, Hosoda S, Watanabe H, Nagaoka I, and Sakakibara N (2–1998) Evaluation of neutrophil functions after experimental abdominal surgical trauma. Inflamm Res 47(2): 67–74

101. Shoup M, He LK, Liu H, Shankar R, and Gamelli R (8–1998) Cyclooxygenase-2 inhibitor NS-398 improves survival and restores leukocyte counts in burn infection. J Trauma 45(2): 215–220

102. Shrewsbury RP (5–1991) Plasma volumes, blood volumes, and plasma protein concen-

trations after moderate haemodilution with fluosol-DA or normal saline in the rat. J Pharm Pharmacol 43(5): 371–374

103. Stahel PF, Kossmann T, Joller H, Trentz O, and Morganti Kossmann MC (6-19-1998) Increased interleukin-12 levels in human cerebrospinal fluid following severe head trauma. Neurosci Lett 249(2–3): 123–126

104. Stewart RM, Fabian TC, McGinty MP, Fabian MJ, and Proctor KG (4-1995) Actions of prostaglandin E1 on lipopolysaccharide-evoked responses in vivo and in vitro following resuscitated trauma. Shock 3(4): 307–314

105. Strecker W, Gebhard F, and Kinzl L (1999) Ermittlung von Verletzungsschwere und -muster beim individuellen Traumapatienten. (273). Berlin, Heidelberg, New York, Springer Verlag. Hefte zu Der Unfallchirurg. Schweiberer, L and Tscherne, H

106. Svoboda P, Kantorova I, and Ochmann J (3-1994) Dynamics of interleukin 1, 2, and 6 and tumor necrosis factor alpha in multiple trauma patients. J Trauma 36(3): 336–340

107. Tanaka H, Ishikawa K, Nishino M, Shimazu T, and Yoshioka T (5-1996) Changes in granulocyte colony-stimulating factor concentration in patients with trauma and sepsis. J Trauma 40(5): 718–725

108. Thomae KR, Joshi PC, Davies P, Pitt BR, Billiar TR, Simmons RL, and Nakayama DK (1-1996) Nitric oxide produced by cytokine-activated pulmonary artery smooth muscle cells is cytotoxic to cocultured endothelium. Surgery 119(1): 61–66

109. Trunkey D (12-1985) Towards optimal trauma care. Arch Emerg Med 2(4): 181–195

110. Trunkey DD (8-1982) Society of University Surgeons. Presidential address: On the nature of things that go bang in the night. Surgery 92(2): 123–132

111. Trunkey DD (1-1984) Is ALS necessary for pre-hospital trauma care? [editorial]. J Trauma 24(1): 86–87

112. Trunkey DD (5-1985) A plea for surgical leadership [editorial]. J Trauma 25(5): 461

113. Trunkey DD (1986) Initial resuscitation of trauma victims. Instr Course Lect. 35, 22–30

114. Trunkey DD (12-1988) Inflammation and trauma. Arch Surg 123(12): 1517

115. Trunkey DD (5-1990) Priorities in trauma management. Mil Med 155(5): 217–219

116. Ueo H, Inoue H, Honda M, Uchida I, Nishimura M, Arinaga S, Nakashima H, and Akiyoshi T (9-1994) Production of interleukin-6 at operative wound sites in surgical patients. J Am Coll Surg 179(3): 326–332

117. Wade CE, Kramer GC, Grady JJ, Fabian TC, and Younes R N. (9-1997) Efficacy of hypertonic 7.5% saline and 6% dextran-70 in treating trauma: a meta-analysis of controlled clinical studies. Surgery 122(3): 609–616

118. Wang P, Ba ZF, Biondo A, and Chaudry I (6-1996) Liver endothelial cell dysfunction occurs early following hemorrhagic shock and persists despite crystalloid resuscitation. J Surg Res 63(1): 241–247

119. Wang P, Ba ZF, and Chaudry IH (7-10-1997) Severe hypoxemia in the absence of blood loss depresses hepatocellular function and up-regulates IL-6 and PGE2. Biochim Biophys Acta 1361(1): 42–48

120. Wang P, Ba ZF, Stepp KJ, and Chaudry IH (7-1995) Pentoxifylline attenuates the depressed endothelial cell function and vascular muscle contractility following trauma and hemorrhagic shocKJ Trauma 39(1): 121–126

121. Waydhas C, Nast-Kolb D, Gippner Steppert C, Trupka A, Pfundstein C, Schweiberer L, and Jochum M (11-1998) High-dose antithrombin III treatment of severely injured patients: results of a prospective study. J Trauma 45(5): 931–940

122. Waydhas C, Nast-Kolb D, Jochum M, Trupka A, Lenk S., Fritz H, Duswald KH, and Schweiberer, L (4-1992) Inflammatory mediators, infection, sepsis, and multiple organ failure after severe trauma. Arch Surg 127(4): 460–467

123. Waydhas C, Nast-Kolb D, Trupka A, Zettl R, Kick M, Wiesholler J, Schweiberer L, and

Jochum M (4–1996) Posttraumatic inflammatory response, secondary operations, and late multiple organ failure. J Trauma 40(4): 624–630

124. Wichmann MW, Ayala A, and Chaudry IH (8–1998) Severe depression of host immune functions following closed-bone fracture, soft-tissue trauma, and hemorrhagic shock [see comments]. Crit Care Med 26(8): 1372–1378

125. Wichmann MW, Remmers D, Ayala A, and Chaudry IH (1–1998) Der Beitrag von Weichteiltrauma und/oder Knochenfraktur zur Immundepression nach hämorrhagischem Schock im Tierexperiment. Unfallchirurg 101(1): 37–41

126. Xu YX, Ayala A, and Chaudry IH (2–1998) Prolonged immunodepression after trauma and hemorrhagic shock. J Trauma 44(2): 335–341

127. Yamada T, Hisanaga M, Nakajima Y, Kanehiro H, Watanabe A, Ohyama T, Nishio K, Sho M, Nagao M, Harada A, Matsushima K, and Nakano H (8–1998) Serum interleukin-6, interleukin-8, hepatocyte growth factor, and nitric oxide changes during thoracic surgery. World J Surg 22(8): 783–790

128. Yamashita M (7–1998) Responses of hepatic TNF-alpha mRNA to repeated hemorrhage in the conscious rat. Am J Physiol 275(1 Pt 1): E27-E31

129. Zallen G, Moore EE, Johnson JL, Tamura DY, Aiboshi J, Biffl WL, and Silliman CC (1–1999) Circulating postinjury neutrophils are primed for the release of proinflammatory cytokines. J Trauma 46(1): 42–48

130. Zellweger R, Ayala A, DeMaso CM, and Chaudry IH (8–1995) Trauma-hemorrhage causes prolonged depression in cellular immunity. Shock 4(2): 149–153

Druck: Saladruck, Berlin
Verarbeitung: H. Stürtz AG, Würzburg